孕产妇 身体运动

功能训练与评估

主编 王隽　副主编 荆皓 陈邹琦

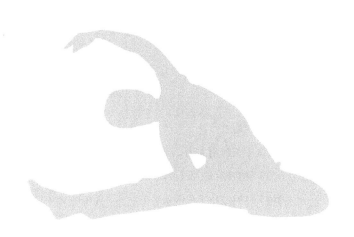

中央民族大学出版社
China Minzu University Press

图书在版编目（CIP）数据

孕产妇身体运动功能训练与评估 / 王隽主编 . —北京：中央民族大学出版社，2021.6（2021.11 重印）

ISBN 978-7-5660-1855-7

Ⅰ . ①孕… Ⅱ . ①王… Ⅲ . ①孕妇－健身运动 ②产妇－健身运动 Ⅳ . ① R71

中国版本图书馆 CIP 数据核字（2020）第 261953 号

孕产妇身体运动功能训练与评估

主　　编　王　隽

副 主 编　荆　皓　陈邹琦

责任编辑　陈　琳

封面设计　舒刚卫

出版发行　中央民族大学出版社

　　　　　北京市海淀区中关村南大街 27 号　　邮编：100081

　　　　　电话：（010）68472815（发行部）　　传真：（010）68933757（发行部）

　　　　　　　　（010）68932218（总编室）　　　　　（010）68932447（办公室）

经 销 者　全国各地新华书店

印 刷 厂　北京鑫宇图源印刷科技有限公司

开　　本　787×1092　1/16　　印张：9.5

字　　数　117 千字

版　　次　2021 年 6 月第 1 版　2021 年 11 月第 2 次印刷

书　　号　ISBN 978-7-5660-1855-7

定　　价　43.00 元

目　　录

第三章　孕早期训练 / 35

第四章　孕中期训练 / 49

第五章　孕后期训练　/ 73

第六章　产后训练　/ 92

概述

　　孕产妇体能指导师在工作中的主要指导对象是比较特殊的伟大群体。在进行有效指导前，体能指导师需要简单掌握她们的生理变化，深刻理解她们的运动原则和禁忌，以安全为上。

一、孕程生理变化及特征

　　备孕、怀孕的过程是一个十分复杂的生理变化过程。在这个过程中，由于激素水平不断变化，孕妇的生理、心理会逐渐发生巨大的变化。但有的时候，准妈妈们并不会那么准确地感知这些变化。体能指导师在指导准妈妈合理锻炼的同时，了解这些变化才能更加有效、合理地帮助她们达到理想的锻炼标准。

（一）怀孕症状

　　并不是每个准妈妈都能及时发现自己怀孕了。体能指导师在面对备孕期的女顾客时，一定牢记这一点。因为如果顾客自身存在一些身体素质上的问题，而这时她又按照正常运动量进行健身，很有可能在孕前期发生意外。

1. 月经停止

这是最直接、最明显的征兆。当然，也有其他因素导致月经停止，比如压力过大、情绪紧张、体重严重超标、疾病带来的激素紊乱或者服用避孕药。近些年育龄妇女发病率较高的多囊卵巢综合征也会导致月经紊乱甚至停止。

2. 恶心

孕早期另一大常见症状就是恶心、呕吐。大约有八成的女性会在孕6周前时不时感到恶心，通常持续到孕16周左右自行消失。当然，也有女性从来不会恶心。早孕引起的恶心通常发生在一天当中的任何时间段。

3. 疲劳、嗜睡

大部分人会在孕早期感觉很疲劳，每天大部分时间都想睡觉，尤其在中午。这种现象也将在孕16周后慢慢好转。

4. 尿频

在孕早期，子宫扩大，压迫膀胱，导致孕妇频繁排尿。在孕14周左右，尿频症状会消失。

（二）孕期身体变化

孕1月：从体形上看不出任何变化，但是可能有上述的怀孕症状发生，有的孕妇还会情绪不稳。

孕2月：通常能够测出是否怀孕，但此时也是危险期，有一些自身条件不好的胚胎会在前三个月，尤其是这个月被淘汰掉。此时孕妇会疲劳、胃口大变甚至一点胃口都没有、嗅觉改变，大部分人会情绪不稳、敏感且十分脆弱。通常从第7周开始，会有心率陡然加快的情况发生，在不改变其他因素影响的情况下，新陈代谢率会提高25%左右。

孕3月：恶心、呕吐的症状会减轻，但是情绪不稳会加重。大多数孕妇体重会有所增加，尿频加剧，血压变化明显。体位改变会带来血压的波动，使孕妇感到无力或头晕。到这个月结束，是否怀孕甚至持续孕期可以说比较明确了，孕妇流产的可能性也会大大下降。

孕4月—孕7月：孕妇的不适大部分减轻甚至消失，开始进入感觉精神焕发的时期。此时参加一些简单的锻炼可以说是安全的。在这一时期，孕妇的新陈代谢加快，血流量明显增加，但是大部分孕妇的体重也开始逐渐增加。这一时期，孕妇的心脏和肾脏开始超负荷工作，胸部和臀部开始大量囤积脂肪，要注意进行骨盆运动、缓解腰背酸疼的练习，重点是要开始关注体重。

孕后期：在怀孕的最后两个月，体重飞速增长、腹围快速增加和重心改变使孕妇感觉非常疲劳，容易出现腰酸背疼和小腿抽筋的情况，同时也会出现呼吸不畅、手脚肿胀的情况。大多数孕妇还会因为即将面临生产而产生焦虑情绪。在这一时期，缓解孕妇的焦虑情绪、控制体重、为生产做好体力准备是重点。

二、孕期体重控制

大部分孕妇坚持锻炼的主要目的是控制体重、积攒体力。对体能指导师来说，合理控制孕期体重是成功的第一步，也是最重要的一步。

（一）体重指数BMI

体重指数BMI是目前被广泛采用的用于判断胖瘦程度的指标。它是一种通过个体身高和体重的比例来进行估算的方法。中国成年人标准体重范围是18.5—23.9。

计算公式：BMI=体重（千克）/身高^2（米^2）

对孕妇来说，在整个孕期，单胎体重增加10千克 — 14千克是比较理想的，但是也因人而异。不同原始体重的孕妇建议增加总量不同。（见表1-1）

表 1-1　单胎孕妇理想体重增加总量

原始BMI	建议体重增加总量（千克）
<18.5（体重不足）	12.5 — 18
18.5 — 26（正常体重）	11.5 — 16
27 — 30（超重）	7 — 11.5
>30（肥胖）	≤ 7

需要强调的是，孕妇体重的增加速度随着孕周的增加而有所不同，在孕后期，体重的增长速度会更快。

（二）控制体重与妊娠纹生成的关系

据统计，有五分之三的孕妇会在孕期出现妊娠纹。这是一种由于皮肤受到快速牵拉或激素的变化使纤维断裂而形成的淡粉红色皮纹。主要出现在腹部和大腿。产后若干月，妊娠纹会逐渐变为白色或浅灰色。控制好体重的增长速度，不过快、过多地增加体重，是避免妊娠纹出现的捷径。

三、孕期健身指导原则

对于孕产妇体能指导师，要科学、合理地安排孕产妇的健身指导，必须掌握孕产妇的锻炼原则，牢记"安全、有效"，才能保证锻炼过程的圆满。

（一）安全第一

无论是备孕期、孕期还是产后，安全健身是第一原则。在制定锻炼计划时，要根据女性身体情况的动态变化改变负荷量。

1. 慎重选择锻炼项目

最好是选择孕前就参与过的比较熟悉的锻炼项目、自己感兴趣并能够坚持下来的项目、运动相对柔和的项目。注意避免极易失去平衡、有可能对腹部产生撞击、需要憋气的项目，例如滚翻类、篮排足、潜水（不包括游泳）。医生推荐的项目有游泳、散步、孕妇瑜伽、爬楼梯、水中有氧操。

2. 合理控制运动强度

心率是常见且比较简便的用于检测训练强度的指标。对孕妇来说，前三个月要避免过度疲劳；在孕后期，孕妇的心率会增加 15 — 20 次 / 分钟，控制心率要结合孕妇的主观感受，坚决避免憋气。

对于孕前有良好的健身习惯的孕妇，运动强度可以接近指标带（见图 1–1）的上限；对于不常参加锻炼或者孕前基本没有锻炼规律的孕妇，运动强度要选择指标带的下限，同时结合个人的身体反应和主观感受。

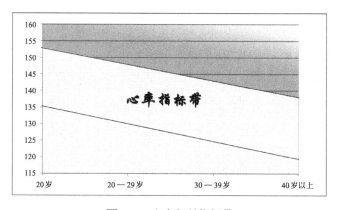

图 1–1 心率年龄指标带

3. 注意身体姿势

随着孕期的推进，腹围的增加会导致孕妇重心位置的变化，从而引起身体姿态的代偿性变化。这种变化会带来各种身体不适，例如腰背酸疼等。另外，孕早期不恰当的锻炼姿势有可能引起出血甚至流产。在孕期健身的过程中，特别是在孕早期，一定注意尽量避免过度的伸展，尤其是前臂过肩的动作对一些高龄或者有潜在流产风险的孕妇来说是很危险的。

在孕4个月之后，尽量不要采用仰卧的姿势进行健身，因为这样会影响血液回流和胎儿血供。

4. 注意补充水分

对孕产妇来说，在健身过程中一定注意补水，体能指导师要注意提醒。充足的水分可以降低孕产妇在健身过程中形成的过高的体温，体温过高，尤其是超过39.2度时，会对体内的胎儿产生危害。合适的温度和比较通风的锻炼空间是孕产妇健身需要关注的重点。

5. 停止健身症状

出现贫血、阴道流血、阴道流水、不明原因的持续腹痛、不明原因的头晕或无力、持续头痛或视力变化、明显的疲劳或心慌、严重的憋气感、胎动减弱、产前子痫、持续宫缩且每小时多于6次时，必须停止健身计划，直到医生确认以上症状消失或在安全范围内。

另外，有以下几种情况者，建议不要参加孕期健身：习惯性流产、呼吸系统或心血管系统病（如高血压等）、多胎妊娠、癫痫、前置胎盘、宫颈闭合不全、胎儿发育与实际孕周差距较大。在有这些症状的情况下健身，极易发生胎儿或母体危险。

（二）坚持进行训练前的评估

对孕期的女性来说，想健身，首先要获得医生的许可，在保证医学上的健康的基础上，需要进行的功能性评估有功能性动作筛查（FMS）和身体姿态评估。

1. 功能性动作筛查（FMS）

这是一套被用以评估人体动作控制稳定性、身体平衡能力、柔韧性、本体感觉等的筛查方法。通过这个筛查，可初步识别出人体各关节的功能受限和不对称发展，判断出个体关节的稳定性和灵活性。FMS的主要目的是找到功能受限和疼痛的原因，为接下来的运动计划指明方向。对孕前妇女来说，纠正原有的身体整体动作控制问题，可为整个孕期的顺利和产后的快速恢复打下坚实的基础，提供事半功倍的可能性。功能性动作筛查的具体方法见附录。

2. 身体姿态评估

随着孕周的增加，腹围快速增长，孕妇将出现重心前移和不良的身体姿态，继发肩和整个背部甚至下腰部的疼痛。因此，在孕前对女性的身体姿态进行评估，发现问题及时进行纠正，使其保持正确的姿态十分重要而且十分有必要。

正确的站立姿势应为：肩胛骨略内收；腹肌收紧；骨盆正立，避免过度前倾和后倾；耳朵延长线落在肩上；站直，略收下颌，感觉头顶有根线在向上拉。孕妇常见的错误姿态为下颌前探，含胸驼背。

（三）循序渐进、持之以恒地安排训练计划

对孕产妇的健身指导来说，医生的建议是必不可少的。尤其是在孕中后期，医生给出的诊断和建议具有决定性的指导作用。在安排训练计划时，要遵循如下几大标准：医生许可、循序渐进、充分热身并放松、以有氧运动为主结合功能训练。

部分医生建议在孕3月之内尽量不要运动。体能指导师的建议是延续孕前的锻炼项目，但是要降低强度和无氧训练。

训练计划的安排要具备以下内容：

1.充分的热身：控制在10—15分钟，把握好速度和动作幅度。

2.以有氧训练为主：根据客户的基本能力，循序渐进，从10分钟开始，逐渐过渡到30—40分钟的有氧训练，强度无须太大，主要目的是锻炼心肺功能，增强耐力。

3.适当的力量训练和功能性训练：孕期对孕妇的肌肉耐力有较高要求，适当的力量训练对生产过程和产后养育能力都有极大的帮助。进行这些训练时要注意以下几点：

（1）呼吸要正确：要养成用力时不憋气的习惯，发力做动作时缓慢呼气，放松时吸气。

（2）重量要适宜：采用循环训练法，每组动作做10—15次即可，重复若干循环。

（3）动作技术要规范：无论采用什么器械或技术动作，规范的技术都是保证安全、有效的前提。

4.因人而异、因时而异确定训练强度：根据图1-1的心率指标带，结合个体原有锻炼习惯的差异和孕周的不同，制定合适的强度。也可以通过"说话测试"判断运动强度。当训练时说话困难、气喘，就说明应当减小运动强度。每周的训练次数以3—5次为好，形成锻炼规律，但是每次锻炼时间不宜超过1小时。按照通常的规律，在孕4月—孕6月时可以增加运动量，但在孕7月后要适当减少运动量。

5.有效、安全、充分的放松和伸展：孕产妇极易疲劳，在每次训练结束后要安排充分的放松活动和安全的拉伸运动。

备孕期训练

一、阶段特征

备孕期锻炼的主要目的是促进身体健康，为拥有高质量的卵子和充分的精力做准备。备孕期的女性应当保证每天至少半小时的有氧运动，比如散步、游泳、慢跑等。通过定量的有氧运动来提高血液含氧量，为在孕期为胎儿提供充足的氧提供保障。但是应当注意的是，不要在备孕期进行强度太大的训练，过于疲惫会影响受孕率。

备孕期的训练关键词是规律、有氧。

二、训练内容

（一）训练前评估

1. 功能性动作筛查（FMS）

2. 身体姿态评估

3. 体重指数（BMI）计算，并据此制定体重曲线图，规划体重增长速度

（二）课程内容

1. 预防腹直肌分离的训练项目

目的是增强核心区域肌肉力量，使腹部肌肉更有弹性，激活腹横肌，增加腹压。

（1）腹式呼吸训练

【场地器材】平整地面、瑜伽垫。

【练习目标】激活腹横肌。

【动作要领】仰卧并屈膝，双手放于腹部，全身放松。吸气，腹部同时向上及两侧方向扩大，感受整个腹腔的扩大；呼气，肋弓下沉，腹部收紧，腰部紧紧压住地面。在呼吸之间也要始终保持整个核心收紧。注意：呼气时腹部不能往里收缩，而要使整个肋弓下沉，腹肌收紧。见下图。

【练习方法】每组练习10次呼吸，练习2—3组。

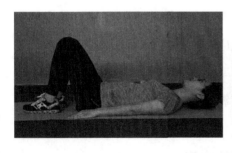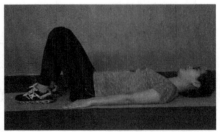

（2）"死虫子"

【场地器材】平整地面、瑜伽垫。

【练习目标】激活腹横肌。

【动作要领】仰卧，抬腿，屈髋，屈膝，收紧脚踝，髋、膝、踝均成90°。双手上举，垂直于地面，腰部贴住垫子。吸气，腹部同时向上及两侧方向扩大，感受整个腹腔的扩大；呼气，肋弓下沉，腹部收紧，腰部紧紧压住地面。在呼吸之间也要始终保持整个核心收紧，四肢的角度始终保持不变。注意：腰部始终贴地，不能抬离。呼气时腹部不能往里收缩，而要使整个肋弓下沉，腹肌收紧。见下图。

【练习方法】每组练习10次呼吸，练习2—3组。

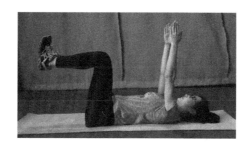

（3）仰卧蹬车

【场地器材】平整地面、瑜伽垫。

【练习目标】激活腹横肌，增强腹直肌下部力量。

【动作要领】仰卧并抬腿，屈髋，屈膝，收紧脚踝。双手位于两侧地面做支撑，腰部可以贴住垫子。吸气，采用腹式呼吸，腹部同时向上及两侧方向扩大，感受整个腹腔的扩大，同时腰部向下压；呼气，肋弓下沉，腹部收紧，腿向正前方蹬出、伸直，保持1—2秒，然后收回，还原到90°。注意：脚蹬出得越低，难度越大。不要刻意追求幅度，以腰部始终贴住垫子为动作标准，量力而行。见下图。

【练习方法】每组练习左右腿共16次，练习2—3组。

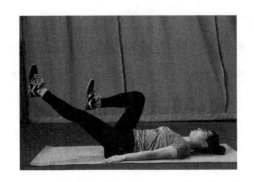

（4）"活虫子"

【场地器材】平整地面、瑜伽垫。

【练习目标】激活腹横肌，增强腹直肌力量。

【动作要领】仰卧并抬腿，屈髋，屈膝，收紧脚踝，髋、膝、踝均成90°。双手上举，垂直于地面，腰部贴住垫子。吸气，肋弓下沉，腹部收紧，腿向正前方蹬出并伸直，对侧手臂向头部方向伸展至耳侧面，保持1—2秒；呼气，然后快速收回并还原，换另一侧手和腿。注意：手脚要协调，以腰部始终贴住垫子为动作标准，量力而行。见下图。

【练习方法】每组练习左右腿共16次，练习2—3组。

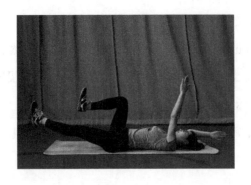

（5）摸膝卷腹

【场地器材】平整地面、瑜伽垫。

【练习目标】增强腹直肌上部力量提高。

【动作要领】仰卧，屈膝，平躺于垫上，双手轻轻放于大腿前侧。下巴始终保持微收，头部固定，轻轻吸气准备。呼气，卷腹到肩胛骨抬离地面，手指尖摸到膝关节，保持1—2秒，然后还原。注意：头部要始终保持固定，保持下巴微收。卷腹幅度不必过大，肩胛骨只要抬离地面即可。见下图。

【练习方法】每组练习16次，练习2—3组。

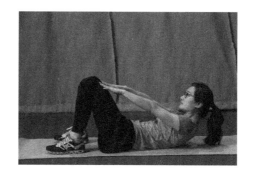

（6）屈膝反向卷腹

【场地器材】平整地面、瑜伽垫。

【练习目标】增强腹直肌下部力量。

【动作要领】仰卧，屈膝90°平躺于垫上。双手轻轻放于身体两侧，头部保持固定。轻轻吸气准备，呼气，并以膝关节为引导向上卷腹到骨盆抬离地面，使腹直肌有挤压感，保持1—2秒，然后还原到起始位置。注意：下放时，腰部始终贴住垫面，不能拱起。见下图。

【练习方法】每组练习16次，练习2—3组。

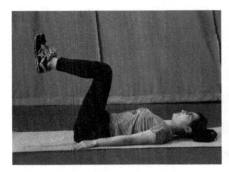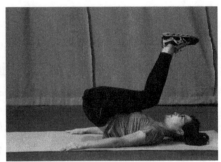

（7）膝撑静态侧桥

【场地器材】平整地面、瑜伽垫。

【练习目标】增强侧腹及腰方肌力量。

【动作要领】屈膝侧撑于垫上，下巴微收。身体保持中立，一侧臀部轻轻靠在地上。支撑手臂垂直于地面，另一只手叉在腰间。轻轻吸气准备，呼气，上抬髋关节，使耳垂、肩、髋、膝四点成一条直线，并保持。注意：头部不能向前探出，下巴微收，使头部始终保持中立。见下图。

【练习方法】每组练习30秒，练习2—3组。

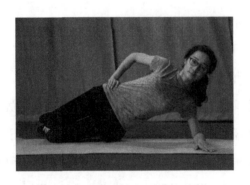

（8）膝撑动态侧桥

【场地器材】平整地面、瑜伽垫。

【练习目标】增强侧腹及腰方肌力量。

【动作要领】屈膝侧撑于垫上，下巴微收。身体保持中立，一侧臀部轻轻靠在地上。支撑手臂垂直于地面，另一只手叉在腰间。轻轻吸气准备，呼气，上抬髋关节，使耳垂、肩、髋、膝四点成一条直线，并保持1—2秒。然后下落，还原到臀部轻触垫面，并立即抬起。注意：头部不能向前探出，下巴微收，使头部始终保持中立。两侧髋关节要保持竖直，不能前后摇晃。见下图。

【练习方法】每组每侧练习15次，练习2—3组。

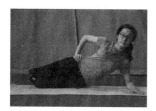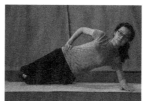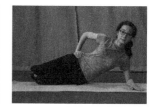

（9）猫式伸展

【场地器材】平整地面、瑜伽垫。

【练习目标】拉伸腹、背部肌肉，缓解腰背酸痛。

【动作要领】前脚掌、膝关节及手掌6点支撑于垫面，下巴微收。头部保持中立，肩、髋、膝、踝均成90°。吸气，腰椎下塌，肩胛骨内收，头部向上抬，使腹部有牵拉感，保持3秒；呼气，腰椎上拱，双手手掌上推，使肩胛骨向外打开，低头，含胸，使背部有牵拉感，保持3秒。见下图。

【练习方法】一呼一吸为一次，每组练习8次，练习2—3组。

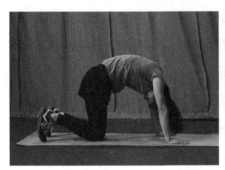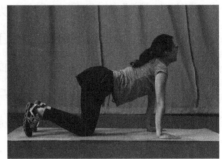

2. 预防妊娠纹产生的训练项目

目的是增强腰腹部肌肉力量，使肌肉更有韧性。

（1）静态燕飞

【场地器材】平整地面、瑜伽垫。

【练习目标】增强腰部支撑力量。

【动作要领】俯卧于垫面，下巴微收。头部保持中立，双腿伸直，并拢贴地，双手放于身体两侧，肩胛骨内收夹背。调整好呼吸，慢慢地同时将大腿前侧和肋部抬离地面。感觉腰部肌肉收缩，手臂尽量后伸到极限并保持。注意：肩部、臀部、腿部三处也必须始终夹紧，使整个身体后侧都得到锻炼。见下图。

【练习方法】每组练习30秒，逐步过渡到1分钟；练习2—3组。

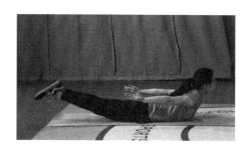

（2）早安式体前屈

【场地器材】平整地面。

【练习目标】增强臀部及腰部力量。

【动作要领】站立，双脚与髋同宽，膝关节对准脚尖，不要内扣。双手弯曲并上抬，指尖轻轻贴住耳朵，不要耸肩，腰背挺直并收紧。微微屈膝10°左右，并保持膝关节固定不动，始终不能超过脚尖。屈髋，将身体向前、向下探出到能保持腰背平直的最低角度，使大腿后侧有牵拉感，然后蹬地，收臀，站起。见下图。

【练习方法】每组每侧练习15次，练习2—3组。

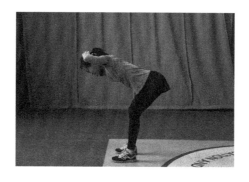

（3）站姿侧倾

【场地器材】平整地面、瑜伽垫。

【练习目标】增强侧腹力量。

【动作要领】站立，双脚间距比肩略宽。一手臂自然下垂，一手臂伸直并上抬到大臂位于耳朵附近，腰背挺直并收紧。双脚保持不动，身体慢慢侧倾，使下垂的手摸向膝关节附近，保持3秒，然后快速还原到站直姿态。初练者可采用双手均在体侧的方法完成。见下图。

【练习方法】每组每侧练习15次，练习2—3组。

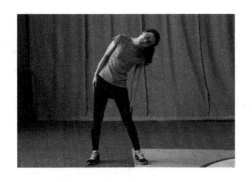

（4）仰卧侧向摸脚踝

【场地器材】平整地面、瑜伽垫。

【练习目标】增强侧腹力量。

【动作要领】仰卧，屈膝，平躺于垫上，双脚并拢，双手放于身体两侧。下巴始终保持微收，头部固定，肩胛骨抬离地面。轻轻吸气准备，呼气，向一侧侧倾身体，使手指触碰到脚踝，保持1—2秒。然后还原到起始位置，再向另一侧侧倾。注意：还原到中立位，而不能直接倾向另一侧。

【练习方法】每组练习20次，练习2—3组。

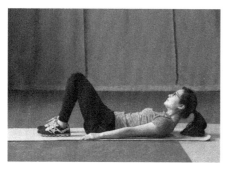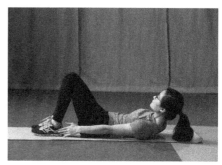

（5）四点支撑

【场地器材】平整地面、瑜伽垫。

【练习目标】强化腹横肌。

【动作要领】前脚掌、膝关节及手掌6点支撑于垫面。下巴微收，头部保持中立，肩、髋、膝、踝均成90°。调整好呼吸，将膝关节微微抬离地面1厘米左右的高度并保持。注意：背部始终与地面平行，臀部不能抬得过高，也不能塌腰。见下图。

【练习方法】每组练习30秒，逐步过渡到1分钟；练习2—3组。

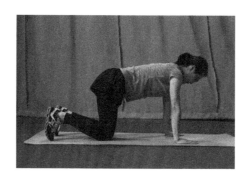

（6）屈膝收腹

【场地器材】平整地面、瑜伽垫。

【练习目标】增强腹直肌下部力量。

【动作要领】自然坐于垫上，双手撑于身后。腰部挺直，身体微微后倾到与垫面成60°夹角。抬腿离地，并勾脚、屈膝成90°，头部保持固定。轻轻吸气准备，呼气，并以膝关节为引导，大腿向躯干靠拢，使腹直肌有挤压感，保持1—2秒，然后还原到起始位置。注意：躯干尽量保持稳定。见下图。

【练习方法】每组练习15次，练习2—3组。

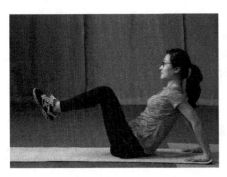 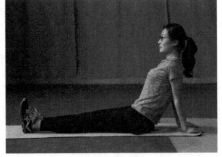

（7）西西里卷腹

【场地器材】平整地面、瑜伽垫。

【练习目标】增强腹直肌上部力量。

【动作要领】仰卧，屈膝，平躺于垫上，双手竖直上举，垂直于地面。下巴始终保持微收，头部保持固定。轻轻吸气准备，呼气，卷腹到肩胛骨抬离地面，保持1—2秒，然后还原到起始位置。在整个过程中，手臂跟随身体运动，但始终与地面保持垂直。注意：头部始终保持固定，保持下巴微收。卷腹幅度不必过大，将肩胛骨抬离地面即可。见下图。

【练习方法】每组练习10—15次，练习2—3组。

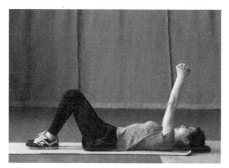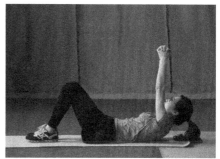

（8）平躺腹部拉伸

【场地器材】平整地面、瑜伽垫。

【练习目标】进行身体的整体牵拉，缓解疲惫。

【动作要领】仰卧，平躺于垫上，双手于头顶处合十，双脚自然并拢。轻轻吸气，双手、双脚同时向两端伸展，使整个身体都被牵拉，保持5秒，然后呼气，放松，还原。见下图。

【练习方法】每组练习10次，练习2—3组。

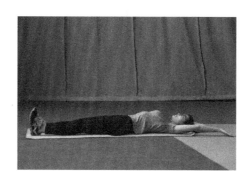

（9）眼镜蛇式腹部拉伸

【场地器材】平整地面、瑜伽垫。

【练习目标】拉伸腹、背部肌肉，缓解腰背酸痛。

【动作要领】俯卧于地面，双手撑于身体前侧。吸气，向上撑起身体，挺胸，肩胛骨内收，头部向上抬，使腹部有牵拉感并保持。注意：在向上撑起的过程中，臀部始终收紧，以保护腰椎。见下图。

【练习方法】每组练习15—30秒，练习2—3组。

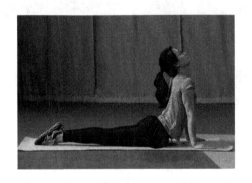

（10）体侧拉伸

【场地器材】平整地面。

【练习目标】放松身体侧面肌肉。

【动作要领】双脚交叉并拢站立，双手于头顶处合十，大臂位于耳朵附近，腰背挺直并收紧。双脚保持不动，身体慢慢侧倾，到腰部有牵拉感的位置，保持30秒，然后慢慢还原。见下图。

【练习方法】每组每侧练习30秒，练习2—3组。

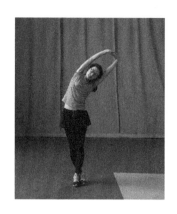

（11）腹部按摩

【场地器材】平整地面、瑜伽垫。

【练习目标】放松腹部肌肉。

【动作要领】仰卧于垫上，双手交叠，放于腹部。掌根给腹部些许压力，以下方手为主导，保持压力在腹部画圆。注意：自然呼吸，腹部放松，不要对抗。如果有精油或者软膏，手感会更好。见下图。

【练习方法】每组顺时针、逆时针方向各练习15次，练习2—3组。

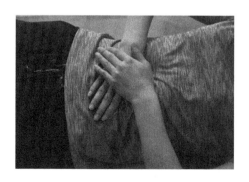

（12）腰部按摩

【场地器材】平整地面、瑜伽垫、按摩棒。

【练习目标】放松腰部肌肉。

【动作要领】保持坐姿，腰背挺直。双手拿按摩棒贴住腰部，并给予腰部一定的压力，然后向上下来回快速滚动。见下图。

【练习方法】每组练习30次，练习2—3组。

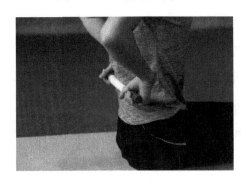

3. 降低侧切风险的训练项目

盆底肌运动项目、收缩阴道和肛门肌肉的练习可以增加肌肉组织的柔韧性和弹性，降低会阴侧切的概率。

（1）夹球腹式呼吸训练

【场地器材】平整地面、瑜伽垫、小皮球。

【练习目标】激活腹横肌和盆底肌。

【动作要领】仰卧，屈膝，将小球置于两膝之间轻轻夹住。双手放于腹部，全身放松。吸气，腹部同时向上及两侧扩大，体会整个腹腔的扩大；呼气，肋弓下沉，腹部收紧，腰部紧紧压住地面，双腿同时挤压球。注意：呼气要缓慢、绵长，一次呼吸在5秒左右之内完成，且大腿在这5

秒内始终发力夹球。见下图。

【练习方法】每组练习10次，练习2—3组。

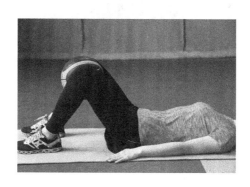

（2）仰卧夹球

【场地器材】平整地面、瑜伽垫、瑞士球。

【练习目标】激活腹横肌和盆底肌。

【动作要领】仰卧，屈膝，将瑞士球置于两膝之间夹住。双手放于身体两侧，全身放松。吸气，腹部同时向上及两侧扩大，体会整个腹腔的扩大；呼气，肋弓下沉，腹部收紧，腰部紧紧压住地面，双腿同时挤压球。注意：呼气要缓慢、绵长，一次呼吸在5秒左右之内完成，且大腿在这5秒内始终发力夹球。见下图。

【练习方法】每组练习10次，练习2—3组。

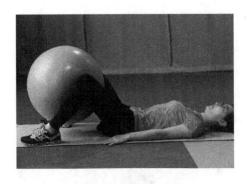

（3）臀桥

【场地器材】平整地面、瑜伽垫。

【练习目标】增强臀部及腰背部力量，激活盆底肌。

【动作要领】仰卧，屈膝，整个脚掌贴于地面。双手放于身体两侧，全身放松。吸气准备，呼气，夹臀，整个臀部在垫上滚动着抬离垫面。逐步抬起背部到肩胛骨完全离开垫面，使肩、髋、膝三点在一条直线上，保持5秒。吸气下放，臀部轻轻接触垫面，随即抬起。见下图。

【练习方法】每组练习15次，练习2—3组。

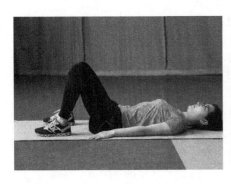
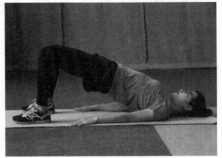

（4）徒手宽蹲

【场地器材】平整地面、瑜伽垫。

【练习目标】增强大腿内侧肌肉力量。

【动作要领】站立，两脚间距为肩宽的两倍左右。双臂前平举，腰背挺直并收紧。呼气，下蹲，膝关节始终对准脚尖，腰背始终挺直并收紧，下蹲到大腿与地面平行，然后呼气，蹬地，夹臀，站起，还原到起始姿态。见下图。

【练习方法】每组练习12次，练习2—3组。

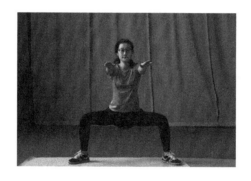

（5）收缩盆底肌

【场地器材】平整地面、瑜伽垫。

【练习目标】收缩盆底肌。

【动作要领】仰卧，屈膝，双手放于腹部，全身放松。吸气，同时收紧盆底肌和肛门，保持5—8秒；呼气，全身放松，稍做调整。注意：训练前务必排尿，切忌憋尿。见下图。

【练习方法】每组练习8次，练习2—3组。

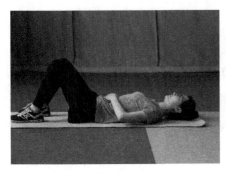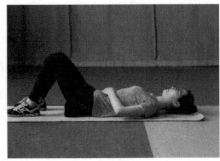

（6）盆底肌牵引运动

【场地器材】平整地面、瑜伽垫。

【练习目标】收缩盆底肌。

【动作要领】在做这个运动时，想象盆底肌是真空的。收缩臀部，把双腿向上抬升并向内牵引，保持这个姿势5秒，然后再放松。10次为一组，完成一组大概需要50秒。见下图。

【练习方法】每组练习10次，练习2—3组。

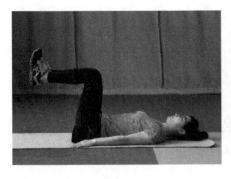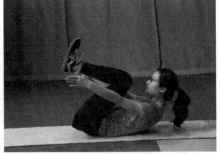

（三）学习制定备孕期训练计划

1. 对运动者进行教育

（1）有关月经周期和受孕的生理学基础知识

①正常周期一般为25 — 35天，行经期为3 — 7天。

②排卵期一般在月经周期的第12 — 17天。

③排卵正常才会怀孕。

④常见的异常状况有点状出血、经期错后、痛经等。

（2）训练对月经周期和受孕的影响

①最好在备孕6周前开始训练，给身体足够的时间适应训练。

②合适的运动量不会使月经周期波动。

③月经周期波动的原因很多，如工作、生活压力变化等。如确定不是以上问题，可尝试调整训练计划。

④男性在运动中应着宽松或散热良好裤装，以免影响精子活性。

（3）运动训练要求

①将运动训练作为长期的生活方式，要坚持不懈。

②身体在运动后的变化是渐进的，不能急于求成。

2. 与运动者沟通

（1）训练计划要适合个人且有吸引力，坚持执行计划者终会受益。可以通过与运动者讨论、对运动者进行提问的方式制定有效的训练计划

例如：对什么项目感兴趣？有多少时间可用来训练？做什么工作？工作的体力消耗情况如何？

（2）决定进行哪些训练项目

①应选取易于掌握的动作，避免因技术、体力等因素使运动者厌倦或受伤。

②所选项目应包括耐力、力量、柔韧性训练项目和热身动作。

可选项目有跑步、功率自行车、椭圆机、游泳、瑜伽、普拉提、力量训练、广播体操、热身操等。

（3）采用一些易于实现训练计划的方法

例如：参加训练小组或邀请运动伙伴、记运动日记、在训练计划中加入奖励机制。

3. 了解运动者现阶段运动水平

推荐测试方法：

（1）心肺运动测试

可了解运动者的心率情况及有无运动风险，这对制定运动计划、减少训练风险来说很有必要（需提供心肺运动测试仪）。

（2）坐位体前屈测试

①将仪器放置在平坦地面上。测试前，用尺进行校正，即将直尺放在平台上，使游标的上平面与平台保持水平，将游标的刻度调到0位。

②测试前，受试者应在平地上做好准备活动，以防拉伤。

③受试者坐在连接于箱体的软垫上，两腿伸直，不可弯曲，脚跟并拢，脚尖分开约10厘米—15厘米，踩在测试仪的垂直平板上，两手并拢。

④两臂和手伸直，渐渐使上体前屈。用两手中指尖轻轻推动标尺上的游标前滑（不得有突然前伸的动作），直到不能继续前滑为止。

⑤测试仪的脚蹬纵板内沿平面为0点，向后为负值，向前为正值。记录时以厘米为单位，取小数点后一位。如为正值，在数值前加符号"+"；如为负值，则加符号"-"。

（3）1RM测试

①指导运动者以小负荷（轻松做5—10次的负荷）进行热身。

②热身后间歇1分钟。

③增加负荷，使运动者完成3—5次重复。增加方式如下（热身性试举）：

上身测试：4kg—9kg或5%—10%。

下身测试：14kg—18kg或10%—20%。

④休息2分钟。

⑤增加负荷，使运动者完成2—3次重复，增加负荷方式同③（保守性试举）。

⑥休息2—4分钟。

⑦按照③增加负荷。

⑧进行1RM试举。

⑨如果试举成功，休息2—4分钟，再由⑦开始重复；如果试举失败，休息2—4分钟，按如下方式减少负荷：

上身测试：2kg—4kg。

下身测试：7kg—9kg。

继续增加或减少负荷，直到运动者可以以完好的技术完成一次重复的最大重量测试，最好在5次测试之内找到1RM。

4. 根据测试结果和之前沟通的情况制定运动计划

（1）选取运动方式

可根据运动者的兴趣和运动目的进行挑选。

（2）设计运动时间、强度、频率

可依据运动者的生活情况设计连续训练或散碎训练，并安排每周的训练休息。

依据个人能力确定连续时长及强度（负重、心率、疲劳程度等）。

（3）组合整套运动

可将不同的项目组成连续的训练，亦可每日安排不同的项目组成周计划。

三、运动处方示例

运动者资料及运动处方							
姓名	李某	年龄	28岁	身高	160 cm	体重	60 kg
职业	文职人员		健康情况			体检正常	
运动习惯	无		通勤方式			自驾	
喜欢的运动项目	瑜伽		不喜欢的运动项目			器械力量训练	
VO2	1390（预计值1573）		HRR146	坐位体前屈		10.5 cm	
运动目的			控制体重，备孕				
运动项目 （连续进行）	徒手热身操		跑步或功率车			舒缓瑜伽或主动拉伸	
运动时间	5—10分钟		20—25分钟			5—10分钟	
运动心率	无要求		115—144			逐渐恢复至平静	
疲劳监测	6—10		13—15			6—10	

女子坐位体前屈评分表（厘米）

年龄	1分	2分	3分	4分	5分
20—24	11.0—17.5	17.6—28.5	28.6—37.5	37.6—49.5	>49.6
24—29	10.5—17.0	17.1—28.0	28.1—37.0	37.1—49.0	>49.1

续表

年龄	1分	2分	3分	4分	5分
30 — 34	10.0 — 16.5	16.6 — 27.5	27.6 — 36.5	36.6 — 48.5	>48.6
35 — 39	9.5 — 16.0	16.1 — 27.0	27.1 — 36.0	36.1 — 48.0	>48.1
40 — 44	9.0 — 15.5	15.6 — 26.5	26.6 — 35.5	35.6 — 47.5	>47.6
45 — 49	8.5 — 15.0	15.1 — 26.0	26.1 — 35.0	35.1 — 47.0	>47.1
50 — 54	8.0 — 14.5	14.6 — 25.5	25.6 — 34.5	34.6 — 46.5	>46.6
55 — 59	7.5 — 14.0	14.1 — 25.0	25.1 — 34.0	34.1 — 46.0	>46.1

我们可以通过自觉用力程度分级表（RPE）进行疲劳监测。

自觉用力程度分级表（RPE）

评分	用力程度
6	极轻
7	
8	
9	很轻
10	
11	比较轻
12	
13	有点用力
14	
15	用力

评分	用力程度
16	用力
17	很用力
18	
19	极用力
20	

四、常见问题和注意事项

（一）常见问题

1.运动前已有身体异常，如月经周期不正常、患有一些急慢性病等，应咨询医生是否可以进行运动训练。

2.运动中出现疼痛，特别是腹痛，应先终止运动。

（二）注意事项

1.训练环境应通风良好、温度适宜，保证运动者的体温不会过度升高。

2.注意水和电解质摄入。

3.注意饮食，防止血糖波动过大。

4.监测疲劳情况。

5.尽早检测是否怀孕。

6.如有异常情况，及时终止训练。

孕早期训练

一、阶段特征

孕早期训炼的主要目的是锻炼关节的柔韧性、促进心肺功能增强、促进个人体质健康，为保证孕期安全度过做准备。此时由于还处于胚胎时期，流产的可能性较大，因此孕早期的女性应当以医嘱为依据，控制好运动频率，最好每周3次，每次在20分钟以内。采用轻缓动作，保证睡眠，不要过度疲劳。此时要注意避免采用仰卧姿势且对平衡能力要求高的运动。

孕早期的训练关键词是轻缓、有氧、柔韧性。

二、训练内容

（一）训练前评估

1.医生的诊断证明和建议

2.身体姿态评估

3.体重指数（BMI）计算，并据此制定体重曲线图，规划体重增长速度

（二）课程内容

以舒缓、轻松的运动为主，不鼓励咬牙坚持。应量力而行，做到安全第一。

1. 盆底肌训练

（1）坐姿夹球

【场地器材】椅子、小球。

【练习目标】增强大腿内收肌和盆底肌力量。

【动作要领】自然坐于椅子上，腰背挺直并收紧。将小球置于两膝之间夹住，双手放于身体两侧，全身放松。轻轻吸气准备，呼气，将注意力放在腿部，双腿同时挤压球，到极限后保持 1—2 秒。注意：呼气要缓慢、绵长，持续 5 秒左右。大腿在这 5 秒内始终发力夹球。见下图。

【练习方法】每组练习 10 次，练习 2—3 组。

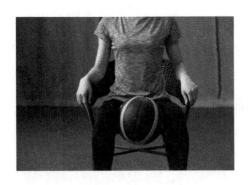

（2）球上骨盆前后运动

【场地器材】平整地面、瑜伽球。

【练习目标】增加骨盆灵活度，缓解腰痛。

【动作要领】自然坐于球上，腰背挺直并收紧。双臂侧平举打开，保持身体平衡，双脚踩实地面。吸气，骨盆前倾，微微塌腰，并用臀部慢慢将球向后方推；呼气，骨盆后倾，臀部向内慢慢夹紧，并将球向前方拉。注意：动作要配合呼吸，缓慢完成。见下图。

【练习方法】每组练习前后各8次，练习2—3组。

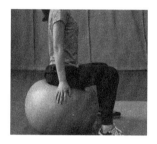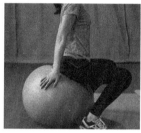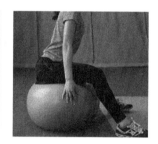

（3）收缩盆底肌

【场地器材】平整地面、瑜伽垫。

【练习目标】收缩盆底肌。

【动作要领】仰卧，屈膝，双手放于腹部，全身放松。吸气，同时收紧盆底肌和肛门，保持5—8秒；呼气，全身放松，稍做调整。注意：在训练前务必排尿，切忌憋尿。见下图。

【练习方法】每组练习8次，练习2—3组。

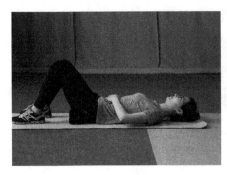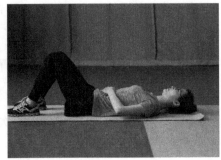

2.肌肉核心力量、稳定性训练

（1）坐球

【场地器材】平整地面、瑜伽球。

【练习目标】增强肌肉的核心力量和稳定性。

【动作要领】自然坐于球上，腰背挺直并收紧。双手分开，保持身体平衡。双脚踩实地面，然后逐步使脚踩地的力量变小，将重点放在用核心控制身体的稳定上，并轻轻在左右脚之间转换重心，但双脚始终点地支撑。注意：不能弯腰、驼背，在做动作的过程中始终保持背部平直。见下图。

【练习方法】每组练习60秒，练习2—3组。

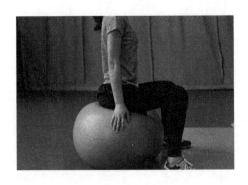

（2）瑞士球侧平举

【场地器材】平整地面、瑞士球。

【练习目标】增强核心稳定性。

【动作要领】自然坐于球上，腰背挺直并收紧，双脚踩实地面，保持整个身体稳定。轻轻吸气准备，呼气，双手向两侧打开到90°，再吸气，缓慢下放并还原。注意：不能弯腰、驼背，在做动作的过程中始终保持上身直立、背部平直。见下图。

【练习方法】每组练习60秒，练习2—3组。

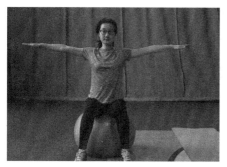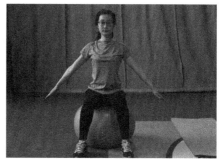

（3）坐立展体

【场地器材】平整地面、瑜伽垫。

【练习目标】增强腰部肌肉力量。

【动作要领】双脚分开，直腿坐于垫上。呼吸均匀而舒缓，轻轻发力，腰背绷直并保持。见下图。

【练习方法】每组练习30秒，逐步过渡到1分钟；练习2—3组。

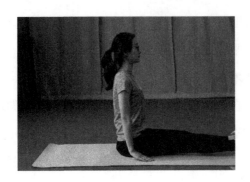

（4）跪起运动

【场地器材】平整地面、瑜伽垫、瑞士球。

【练习目标】增强腰背和臀部肌肉力量。

【动作要领】臀部贴住脚底跪坐于垫上，双脚脚面绷直，使脚背得到牵拉。将瑞士球置于身体前侧，双手扶住瑞士球。轻轻吸气，然后呼气，发力推球且保持直立跪姿，再缓慢下坐还原。注意：双手要扶住瑞士球，借力完成，不要用力过猛。见下图。

【练习方法】每组练习8次，练习2—3组。

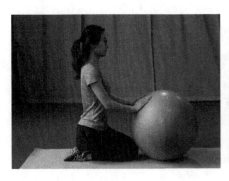
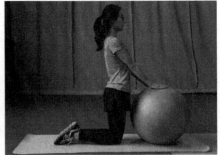

3.四肢灵活性和协调性训练

（1）点头、抬头

【场地器材】平整地面。

【练习目标】舒缓颈部。

【动作要领】自然站立，双手叉腰，轻轻收下巴并低头向下到极限，使颈部后侧肌肉有牵拉感，保持3秒；然后缓慢抬头，后仰，使颈部前侧肌肉有牵拉感，保持3秒。注意：动作要缓慢，不需要连贯，避免因用力过猛而伤到颈椎。见下图。

【练习方法】每组练习10次，练习2组。

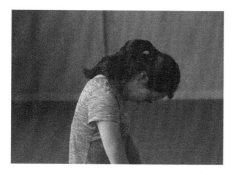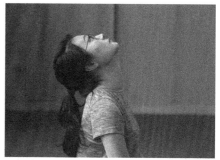

（2）肩关节环绕

【场地器材】平整地面、椅子。

【练习目标】舒缓肩关节。

【动作要领】坐于椅子上，挺胸直背，双手打开做侧平举。然后以中指为引导向两边探出，并保持这种探出感。在此基础上向前小幅度缓慢绕圈10次，再向后绕圈10次。见下图。

【练习方法】每组练习10次，练习2—3组。

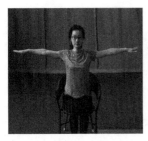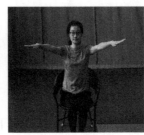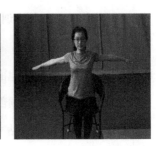

（3）骨盆"8"字环转

【场地器材】平整地面、瑜伽垫。

【练习目标】增加骨盆灵活性，缓解腰背疼痛。

【动作要领】自然站立，双手叉腰，双脚打开，与肩同宽。以骨盆为轴，向前、后、左、右各个方向做小幅度环绕，每次都用骨盆画一个"8"字。注意：幅度要小，动作要轻柔，避免突然用力。见下图。

【练习方法】每组10次，练习2—3组。

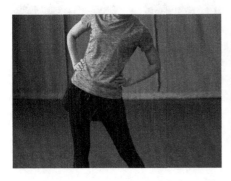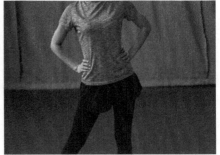

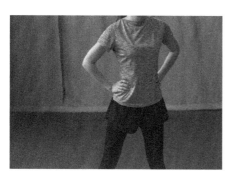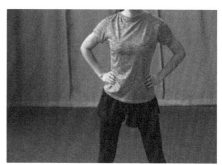

（4）坐姿勾脚、踮脚

【场地器材】平整地面、椅子。

【练习目标】加速小腿血液循环，预防水肿。

【动作要领】自然坐于椅子上，腰背挺直并收紧，双手放于大腿上部。轻轻吸气准备，呼气，提踵到最高点，然后缓慢下放还原。再次吸气准备，勾脚到极限，然后缓慢下放还原。将注意力放在小腿，每个动作到极限后都要保持1—2秒。见下图。

【练习方法】每组练习15次，练习2—3组。

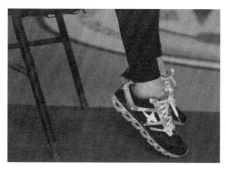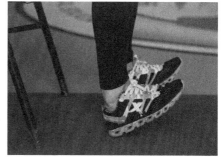

（5）坐姿转体

【场地器材】平整地面、椅子。

【练习目标】增加腰部灵活性，缓解腰背部不适。

【动作要领】自然坐于椅子上，腰背挺直并收紧，屈臂并抬肘到胸前。吸气准备，呼气，向左转，尽量接近椅子的靠背，到极限后保持1—2秒，吸气还原。换另一侧。见下图。

【练习方法】每组每侧练习8次，练习2—3组。

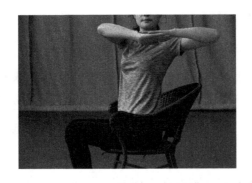

4. 有氧训练

可选择20分钟以内的步行、游泳等，也可选择在跑步机上慢走，但是不要选择骑自行车。

5. 气息训练

胸式呼吸：在孕早期做此练习，可起到安胎、养神的作用。可采取舒适坐姿，腰背挺拔，两手轻放于肋骨两侧。缓慢深吸气，气息渐渐上行，充满肺部，使胸廓膨胀；再缓慢呼气，气息下沉。反复几次练习。熟练后，可尝试在吸气与呼气之间稍停2—3秒，这样会更好地舒缓情绪。见下图。

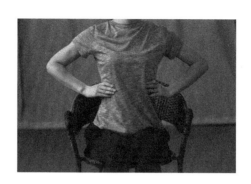

（三）学习制定孕早期训练计划

1. 了解孕早期生理变化

（1）恶心、呕吐、眩晕

（2）多尿、排尿不净及阴道分泌物增多

（3）乳房胀痛

（4）乏力、嗜睡

（5）饥饿感增强，饮食喜好变化

以上变化因人而异。可能同时出现多个，也可能不出现任何一个；可能同时出现，也可能先后出现。因此需要教练细致了解、记录，并在训练过程中询问孕妇有什么生理变化，思考是否需要调整训练。

2. 与孕妇沟通

（1）了解孕妇的日常生活、工作及休息情况

了解孕妇的代谢消耗情况，生活、工作对身体产生怎样的压力及可能进行训练的时间。

（2）了解孕妇怀孕后的自感变化

让孕妇自述变化，亦可依据1补充询问。

（3）了解孕妇怀孕后的医学检查情况

①何时得知怀孕？

②现孕周数是多少？

③是否已进行过产检？结果如何？医生提出过什么要求或注意事项吗？

（4）了解孕妇的孕前健身情况

①是否有运动习惯？如有，需了解其运动频率、时间、强度、项目等。

②对什么项目感兴趣？不喜欢哪些项目？

（5）对无运动习惯者，可参考2加深沟通

3.了解孕妇运动后的反应，及时调整计划

（1）记录晨脉，如运动后晨脉增长≥10，需调整运动计划。

（2）运动中多用RPE表监测疲劳情况，及时调整。

（3）要求孕妇记录运动后反应，如有过度不适，需调整。如运动后无力进行任何活动，说明运动强度过高，需调整计划。

4.根据前面所述情况制定运动计划

（1）此阶段尽量不设提高运动水平的目标

早孕期身体出现巨大变化，孕妇应对不易，以提高运动水平为目标会增加身体负担。

（2）可通过运动计划减轻早孕反应

如有恶心、呕吐症状，可采用呼吸训练，即通过膈肌控制减少食物返流，使精神得到放松，缓解不适感。

（3）通过有计划的运动减少体能下降

孕早期产生的身体不适会减少孕妇原有的运动量，降低其体力。制定有监督、可调整的运动计划可保持孕妇原有的体能状态。

三、运动处方示例

运动者资料及运动处方							
姓名	刘某	年龄	30岁	身高	168 cm	体重	55 kg
孕周	6	早孕反应	恶心、嗜睡、无力	产检情况	正常		
职业	销售人员		健康情况		体检正常		
运动习惯	每天散步40分钟（孕后终止）		通勤方式		公共交通		
喜欢的运动项目	散步、慢跑		不喜欢的运动项目		骑车		
运动目的			控制早孕反应，保持体力				
运动项目（间断进行）	跑步机步行热身		平衡和力量瑜伽		冥思和呼吸训练		
运动时间	5—8分钟		15—20分钟		5—8分钟		
疲劳监测	6—10		12—14		6—10		

注：建议逐渐恢复散步习惯

四、常见问题和注意事项

（一）常见问题

1.训练中孕妇如出现腹部不适：应终止训练，休息；如不能缓解，应就医。

2.训练中孕妇如出现头晕伴黑蒙：可能是血糖过低，应终止训练，进食，休息。

3.训练中孕妇需多次小便：训练前嘱其先行小便，在训练中安排数次短暂休息。

（二）注意事项

1.应了解孕妇是否有运动禁忌，如出血、曾多次流产、异位妊娠、多胎妊娠等。

2.训练场所温度要适宜，通风好；孕妇应着易于散热的服装。

3.训练前应正常饮食，防止血糖过低；训练后可适当补充食物。

4.训练时应少量、多次饮水。

孕中期训练

一、阶段特征

孕中期对孕妇来说是最舒适的一个阶段，此时既没有烦人的早孕反应，也没有孕后期笨重的身体带来的负担，而且此时胎儿通常情况比较稳定，流产的风险大大减少。但该时期是胎儿生长、发育的关键时期，随着胎儿的迅速增长，孕妇的营养和规律生活极为重要。孕中期的锻炼目的主要是增强体质，训练肌肉的耐力，提高柔韧性。在孕中期，可以在保证安全的前提下加大运动量，但是要避免需要弯腰、爬高，身体失衡，较为激烈的运动项目，以正常家务、散步、游泳、瑜伽等为首选。

孕中期的训练关键词是增量不疲劳、有氧、柔韧性。

二、训练内容

（一）训练前评估

1. 医生的诊断证明和建议

2. 血压

3. 问询当日身体感觉

（二）第一阶段练习（第4—5个月）

1. 上下肢力量和肌肉核心力量训练

（1）耸肩、沉肩

【场地器材】平整地面。

【练习目标】增强肩部力量，缓解颈部疼痛。

【动作要领】自然站立，双手自然下垂，腰背挺直。吸气，耸肩到极限，保持3秒；呼气，用力向下沉肩到极限，同时内收下巴，保持3秒。然后重复耸肩、沉肩的动作。注意：动作要慢，不需要连贯，避免因用力过猛而受伤。见下图。

【练习方法】每组练习10次，练习2—3组。

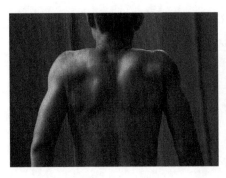 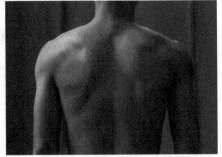

（2）肩胛骨前伸后缩

【场地器材】平整地面。

【练习目标】增强背部肌肉力量，增强肩胛骨灵活性。

【动作要领】自然站立，双臂屈肘上抬到与地面平行，腰背挺直。吸气，手臂扩胸并将肩胛骨后缩夹紧，保持3秒；呼气，手臂向前探出到极限，体会背部的牵拉感，保持3秒。然后配合呼吸重复肩胛骨前伸后缩的动作。注意：动作要慢，不需要连贯，避免因用力过猛而受伤。见下图。

【练习方法】每组练习10次，练习2—3组。

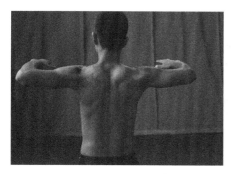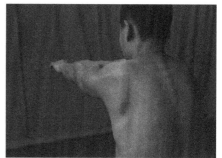

（3）前侧平举交替

【场地器材】平整地面、小哑铃。

【练习目标】增加肩部灵活性和力量。

【动作要领】自然站立，双手自然下垂，腰背挺直。吸气准备，呼气，同时向前上抬臂到与地面平行，保持1—2秒，吸气下放。呼气，侧抬大臂到与地面平行，保持1—2秒，吸气下放。前平举与侧平举交替完成。注意：动作要慢，不需要连贯，避免因用力过猛而受伤。见下图。

【练习方法】每组练习16次，练习2—3组。

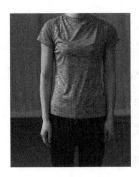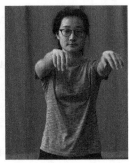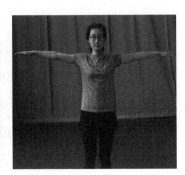

（4）扶椅宽蹲

【场地器材】平整地面、椅子。

【练习目标】增强大腿内侧肌肉力量。

【动作要领】以双脚间距为肩宽的两倍的姿势站立，双手向前扶住椅子，腰背挺直并收紧。吸气，下蹲，膝关节始终对准脚尖，背部始终挺直、收紧，下蹲到大腿与地面平行。然后呼气，蹬地，夹臀，站起，还原到起始姿态。见下图。

【练习方法】每组练习15次，练习2—3组。

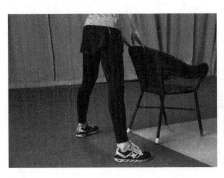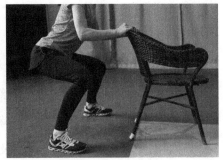

（5）跪起运动

【场地器材】平整地面、瑜伽垫、瑞士球。

【练习目标】增强腰背和臀部肌肉力量。

【动作要领】臀部贴住脚底跪坐于垫上，双脚脚面绷直，使脚背得到牵拉。将瑞士球置于身体前侧，双手扶住瑞士球。轻轻吸气，然后呼气，发力，臀部离开脚跟，到髋关节处伸直，缓慢下坐还原。注意：可双手扶住瑞士球借力完成，不要突然用力，避免用力过猛造成损伤。见下图。

【练习方法】每组练习15次，2—3组。

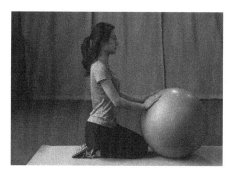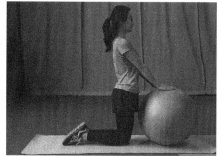

（6）坐姿转体

【场地器材】平整地面、椅子。

【练习目标】增加腰部灵活性，缓解腰背部不适。

【动作要领】自然坐于椅子上，腰背挺直并收紧。屈臂，抬肘，将双手置于胸前。吸气准备，向左转，手尽量靠近椅子的靠背，到极限后保持1—2秒。吸气还原，换另一侧。见下图。

【练习方法】每组每侧练习8次，练习2—3组。

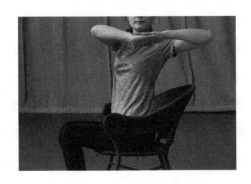

（7）仰卧单腿上抬

【场地器材】平整地面、瑜伽垫。

【练习目标】增强腹直肌下部力量，缓解下肢水肿。

【动作要领】仰卧于垫上，双手位于身体两侧，保持平衡。吸气，采用腹式呼吸，体会整个腹腔的扩大，同时腰部向下压；呼气，肋弓下沉，腹部收紧并发力，将一条腿缓慢上抬至最高处，保持1—2秒后还原，换对侧腿。注意：腿伸得越直，难度越大，要根据个人能力进行，不必刻意追求伸直，避免过度用力。见下图。

【练习方法】每组练习10次，练习2—3组。

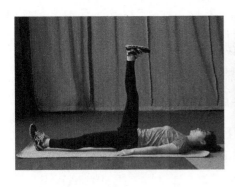
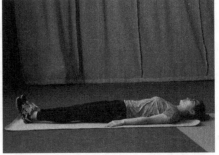

（8）平躺腹部伸展

【场地器材】平整地面、瑜伽垫。

【练习目标】进行身体的整体牵拉，缓解疲惫。

【动作要领】仰卧于垫上，双手放于头顶，双脚自然并拢。轻轻吸气，然后将双手、双脚同时向两端伸展，体会身体整体被牵拉，保持5秒，然后呼气，放松，还原。见下图。

【练习方法】每组练习15次，练习2—3组。

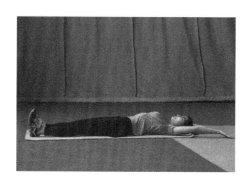

（9）体侧拉伸

【场地器材】平整地面。

【练习目标】放松身体侧面肌肉。

【动作要领】双脚交叉并拢站立，双手于头顶处合十，大臂位于耳朵附近，腰背挺直并收紧。双脚保持不动，身体慢慢侧倾，到腰部有牵拉感的位置，保持30秒，然后缓慢还原。见下图。

【练习方法】每组每侧练习15次，练习2—3组。

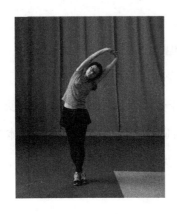

（10）早安式体前屈

【场地器材】平整地面。

【练习目标】增强臀部及腰部力量。

【动作要领】站立，双脚与髋同宽，膝关节对准脚尖，不要内扣。双手弯曲并上抬，指尖轻轻贴住耳朵，不要耸肩，腰背挺直并收紧。微微屈膝10°左右，并保持膝关节固定不动，始终不能超过脚尖。屈髋至能保持腰背平直的最低角度，体会大腿后侧的牵拉感，3秒后蹬地，收臀，站起。见下图。

【练习方法】每组练习15次，练习2—3组。

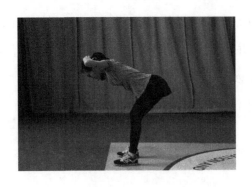

（11）猫式伸展

【场地器材】平整地面、瑜伽垫。

【练习目标】拉伸腹、背部肌肉，缓解腰背酸痛。

【动作要领】前脚掌、膝关节及手掌6点支撑于垫面，下巴微收。头部保持中立，肩、髋、膝、踝均成90°。吸气，腰椎下塌，肩胛骨内收、头部向上抬，使腹部有牵拉感，保持3秒；呼气，腰椎上拱，双手手掌上推，使肩胛骨向外打开，低头，含胸，使背部有牵拉感，保持3秒。见下图。

【练习方法】一呼一吸为一次，每组练习8次，练习2—3组。

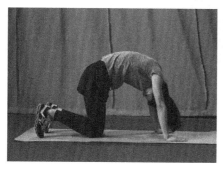 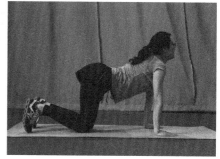

2. 心肺功能与耐力训练

缓慢步行、游泳半小时以上，可以在保证安全和有监护人的情况下在跑步机上快走，也可以选用自行车。此阶段运动量可以逐渐加大，以不疲劳为标准。

3. 盆底肌力量训练

（1）坐姿夹球

【场地器材】椅子、小球。

【练习目标】增强大腿内收肌和盆底肌力量。

【动作要领】自然坐于椅子上，腰背挺直并收紧。将小球置于两膝之间夹住，双手放于身体两侧，全身放松。轻轻吸气准备，呼气，将注意力放在腿部，双腿同时挤压球，到极限后保持1—2秒。注意：呼气要缓慢、绵长，持续5秒左右。大腿在这5秒内始终发力夹球。见下图。

【练习方法】每组练习10次，练习2—3组。

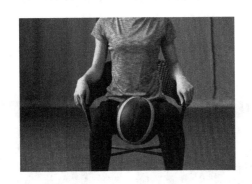

（2）球上骨盆前后运动

【场地器材】平整地面、瑜伽球。

【练习目标】增加骨盆灵活度，缓解腰痛。

【动作要领】自然坐于球上，腰背挺直并收紧。双臂侧平举打开，保持身体平衡，双脚踩实地面。吸气，骨盆前倾，微微塌腰，并用臀部慢慢将球向后方推；呼气，骨盆后倾，臀部向内慢慢夹紧，并将球向前方拉。注意：动作要配合呼吸，缓慢完成。见下图。

【练习方法】每组练习前后各8次，练习2—3组。

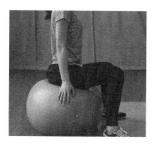 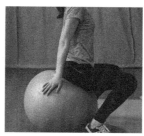 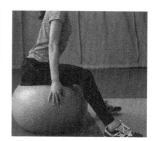

（3）收缩盆底肌

【场地器材】平整地面、瑜伽垫。

【练习目标】收缩盆底肌。

【动作要领】仰卧，屈膝，双手放于腹部，全身放松。吸气，同时收紧盆底肌和肛门，保持5—8秒；呼气，全身放松，稍做调整。注意：在训练前务必排尿，切忌憋尿。见下图。

【练习方法】每组练习8次，练习2—3组。

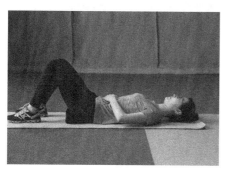 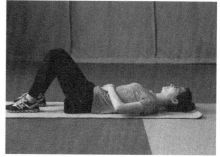

（三）第二阶段练习（第6—7个月）

1. 上下肢力量和肌肉核心力量训练

（1）负重宽蹲

【场地器材】平整地面、瑜伽垫、壶铃。

【练习目标】增强大腿内侧肌肉力量。

【动作要领】以双脚间距为肩宽的两倍的姿势站立，双手于身前自然下垂，垂直于地面。双手握住壶铃，腰背挺直并收紧。吸气下蹲，膝关节始终对准脚尖，背部始终挺直并收紧，下蹲到大腿与地面平行，壶铃轻轻触地。然后呼气，蹬地，夹臀，站起，还原到起始姿态。见下图。

【练习方法】每组练习15次，练习2—3组。

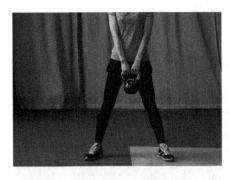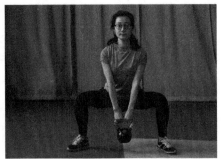

（2）扶椅原地箭步蹲

【场地器材】平整地面、椅子。

【练习目标】增强下肢力量。

【动作要领】身体直立，箭步蹲于垫上，保持前腿髋、膝、踝均成90°。后脚掌着地，固定两脚之间的距离。手扶体侧的椅子并做竖直上下运动。注意：前腿膝关节始终不能超过脚尖，下蹲幅度以后腿膝关节离地一拳远为最佳，也可以根据个人能力酌情调整。见下图。

【练习方法】每组每侧练习8次，练习2—3组。

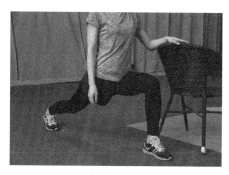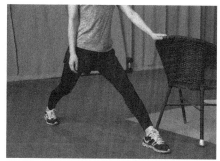

（3）坐姿腿屈伸

【场地器材】平整地面、椅子、弹力带。

【练习目标】增强下肢肌肉力量。

【动作要领】自然坐于椅子上，腰背挺直并收紧。双手扶住椅子，保持身体稳定。吸气准备，大腿贴于椅面不动，抬起单侧小腿并伸直，保持1—2秒；还原，换腿。注意：动作要缓慢，不要突然用力。见下图。

【练习方法】每组练习10次，练习2—3组。

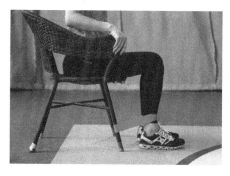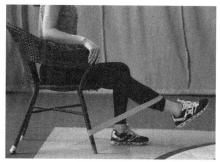

（4）推墙俯卧撑

【场地器材】平整地面、墙面。

【练习目标】增强上肢力量。

【动作要领】面向墙面，与墙面保持一臂的距离。自然站立，双脚打开，与肩同宽，双手前举扶墙。吸气，屈臂，使身体贴近墙面；呼气，将身体推离墙面，还原基本站姿。见下图。

【练习方法】每组练习10次，练习2—3组。

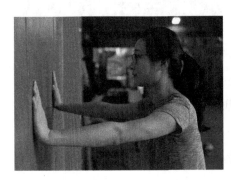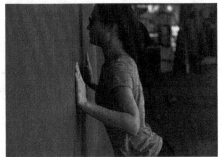

（5）哑铃前、侧平举交替

【场地器材】平整地面、哑铃。

【练习目标】增强上肢力量。

【动作要领】自然站立，双手持哑铃，自然下垂，腰背挺直。吸气准备，呼气，同时向前上方抬臂到与地面平行，保持1—2秒，吸气下放；呼气，侧抬大臂到与地面平行，保持1—2秒，吸气下放。前平举与侧平举交替完成。注意：动作要慢，不需要连贯，避免因用力过猛而受伤。见下图。

【练习方法】每组练习16次，练习2—3组。

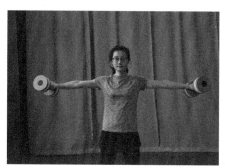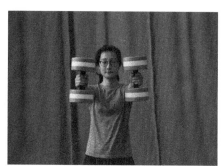

（6）哑铃上推

【场地器材】平整地面、哑铃。

【练习目标】增强肩部力量。

【动作要领】自然站立，双手持哑铃。屈臂外展，小臂垂直于地面，大臂与地面平行，肘关节成90°。轻轻吸气准备，呼气，上推哑铃至手臂伸直，大臂贴近耳朵，然后还原。注意：小臂始终垂直于地面，缓慢完成动作即可，不要突然用力。见下图。

【练习方法】每组练习15次，练习2—3组。

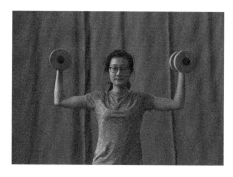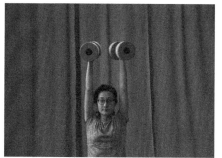

（7）弹力带划船

【场地器材】平整地面、瑜伽垫。

【练习目标】增强背部肌肉力量，缓解背部酸痛。

【动作要领】双脚开立，与肩同宽。微微屈膝，将弹力带固定在肋骨等高处，双手握住弹力带，上身始终保持挺直。吸气准备，呼气，肩胛骨后缩下沉。中斜方肌发力，肩胛骨继续后缩，将弹力带拉至肩胛骨，夹到最紧，保持1—2秒后吸气还原。注意：要用背部的力量，不能只靠手臂。见下图。

【练习方法】每组练习10次，练习2—3组。

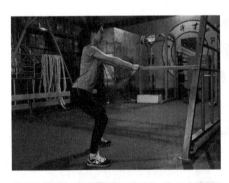 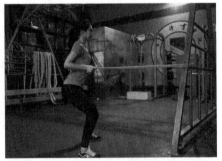

（8）仰卧蹬车

【场地器材】平整地面、瑜伽垫。

【练习目标】激活腹横肌，增强腹直肌下部力量。

【动作要领】仰卧，抬腿，屈髋，屈膝，收紧脚踝，髋、膝、踝均成90°。双手位于两侧地面做支撑，腰部可以贴住垫子。吸气，采用腹式呼吸，使整个腹腔扩大，同时腰部向下压；呼气，肋弓下沉，腹部收紧，腿向正前方蹬出，伸直，保持1—2秒后收回，还原到90°。注意：脚蹬出得越低，难度越大，不必刻意追求幅度。以腰部能始终贴住垫子为标准，量力而行即可。见下图。

【练习方法】每组左右腿共练习16次，练习2—3组。

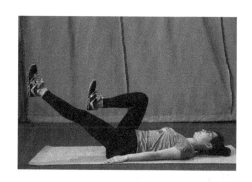

（9）坐姿体侧屈

【场地器材】椅子。

【练习目标】放松身体侧面肌肉。

【动作要领】自然放松坐好，单侧上臂伸直，贴近耳朵，腰背挺直并收紧，吸气准备。身体缓慢侧倾至腰部有牵拉感的位置，保持30秒，然后慢慢还原。注意：全过程不要憋气，要保持呼吸平缓。见下图。

【练习方法】每组每侧练习30秒，练习2—3组。

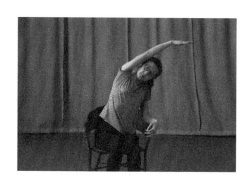

（10）跪坐

【场地器材】平整地面、瑜伽垫。

【练习目标】放松脚背。

【动作要领】臀部贴住脚底跪坐于垫上，腰背挺直，双脚脚面绷直，体会脚背的牵拉感。见下图。

【练习方法】每组练习30秒，练习2—3组。

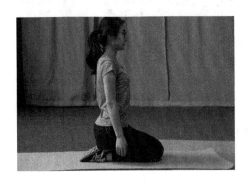

（11）坐姿撑肩

【场地器材】平整地面、瑜伽垫。

【练习目标】放松肩关节。

【动作要领】跪坐于垫上，身体前倾。手臂逐渐向前伸直且大臂位于耳朵两侧，轻轻向下压肩关节，有拉伸感时保持住。注意：动作幅度因人而异，有拉伸感即可。见下图。

【练习方法】每组练习30秒，练习2—3组。

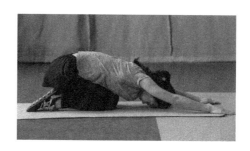

2. 心肺功能训练

游泳和散步均可，但一次不能超过半小时，以不疲劳为准则。

3. 盆底肌力量训练

（1）坐姿夹球

【场地器材】椅子、小球。

【练习目标】增强大腿内收肌和盆底肌力量。

【动作要领】自然坐于椅子上，腰背挺直并收紧。将小球置于两膝之间夹住，双手放于身体两侧，全身放松。轻轻吸气准备，呼气，将注意力放在腿部，双腿同时挤压球，到极限后保持1—2秒。注意：呼气要缓慢、绵长，持续5秒左右。大腿在这5秒内始终发力夹球。见下图。

【练习方法】每组练习10次，练习2—3组。

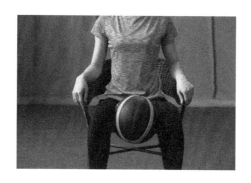

（2）球上骨盆前后运动

【场地器材】平整地面、瑜伽球。

【练习目标】增加骨盆灵活度，缓解腰痛。

【动作要领】自然坐于球上，腰背挺直并收紧，双臂侧平举打开，保持身体平衡，双脚踩实地面。吸气，骨盆前倾，微微塌腰，并用臀部慢慢将球向后方推；呼气，骨盆后倾，臀部向内慢慢夹紧，并将球向前方拉。注意：动作要配合呼吸，缓慢完成。见下图。

【练习方法】每组练习前后各8次，练习2—3组。

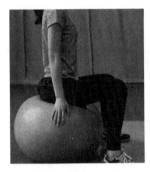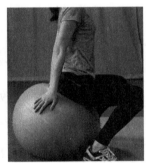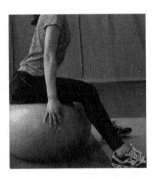

（3）收缩盆底肌

【场地器材】平整地面、瑜伽垫。

【练习目标】收缩盆底肌。

【动作要领】仰卧，屈膝，双手放于腹部，全身放松。吸气，同时收紧盆底肌和肛门，保持5—8秒；呼气，全身放松，稍做调整。注意：在训练前务必排尿，切忌憋尿。见下图。

【练习方法】每组练习8次，练习2—3组。

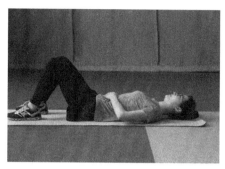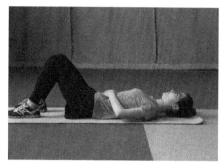

（四）学习制定孕中期训练计划

1. 孕中期生理特点

（1）早孕反应减轻或消失，自感状态良好

在激素的作用下，这一阶段孕妇通常感觉精力充沛，甚至有人感觉比孕前更好。

（2）身体会更积极地储存脂肪，体重可能快速增长

在现代社会营养条件下，怀孕早中期孕妇体内新增组织主要是脂肪（增加3kg —— 5kg）。

（3）腰背部压力增加

孕中期，腹围快速增加，腰椎曲度增大，腰背软组织压力增大。

2. 与孕妇的沟通

（1）产检是否按时进行，是否顺利

如产检中孕妇身体是否有异常，是否有妊娠高血压、妊娠糖尿病、贫血等情况；胎儿生长、发育速度是否正常，胎盘、脐带的生理状态是否良好，羊水情况是否良好。

（2）让孕妇了解此阶段进行体育运动的影响

①规律运动可以改善身体组织获取、利用氧气的能力，可以最大限度

地维持有氧能力和呼吸峰值。

②规律运动可以提高孕妇的基础代谢和脂肪的利用率，使胰岛素敏感性增高，进而控制血糖。

③规律运动可改善怀孕带来的软组织压力，保持肌肉力量及韧带强度，使身体姿态良好。

（3）询问孕妇现阶段的身体感受、已有运动情况及进行运动的目的

①询问孕妇身体较之前发生了哪些变化，早孕反应是否减轻，可据此提供相应的运动项目。

②询问孕妇当前运动、生活、工作的强度，依据消耗量建议增减运动强度。

③了解孕妇进行运动的目的，对可行性提出建议。因孕期体重有增长要求，如孕妇想减重，教练可建议其将目标定为控制体重。

3. 制定运动计划

（1）此阶段的运动目的以保持良好的身体状态为主

在怀孕中期阶段，运动对怀孕起辅助作用，平日里不再以运动为主。

（2）以孕妇自感疲劳为标准调整运动强度

孕中期心率已与未怀孕时有很大的不同，其变化也不能再作为衡量运动强度的指标。此时，自我感觉变得相对准确。

（3）运动频率不需减少，仍可一周三次或更多。

即使在孕中期，也应利用运动频率保持体力和代谢能力。

（4）多提供短暂的休息时间

此阶段，在运动中补水和进食变得更为重要。可多提供运动间的休息，使孕妇得以及时补亏。

三、运动处方示例

运动者资料及运动处方							
姓名	张某某	年龄	26岁	身高	158 cm	体重	63 kg（孕前58 kg）
孕周	20	产检	体重增长稍多	胎儿发育		正常	
职业	文秘		孕后自感变化		身体笨拙，不爱动		
运动习惯	无		通勤方式		打车		
喜欢的运动项目	无		不喜欢的运动项目		无		
运动目的			控制体重增长速度				
运动项目（间断进行）	跑步机走路热身		力量及协调训练		主动拉伸		
运动时间	5—8分钟		15—20分钟		5—8分钟		
疲劳监测	6—10		12—14		6—10		

注：建议除以上运动外，应增加每日运动量，可日间散步

四、常见问题和注意事项

（一）常见问题

1.此阶段是否可以开始运动

可以，此阶段的运动本身就是为孕期辅助身体适应设计的。

2. 腰背痛

如确定是腹部增大引起腰背肌肉压力增加所致，可设计专门的动作进行训练，并指导孕妇调整姿势。

3. 运动中感觉站不稳

可能是重心变化、身体笨重导致。可在训练中设稳定扶持物，以提供帮助；同时提升肌肉力量和弹性，以对抗不稳。

（二）注意事项

1. 孕妇产检如有问题，如妊娠高血压，应咨询医生，是否可做运动

2. 胎儿发育如有问题，应咨询医生，是否可做运动

3. 运动中如有胎动减少等不良反应，应及时终止运动

孕后期训练

一、阶段特征

孕后期锻炼的主要目的是控制体重、缓解焦虑、减轻不适、保持体力，增进母子健康。此时期胎动明显，孕妇体重快速增长。过快的体形变化、身体不适和对生产的担忧使相当一部分孕妇产生焦虑情绪，这样的情绪对母子健康是不利的。在孕后期，孕妇要避免激烈的运动和幅度过大的转腰动作，平时做各种动作时都要缓慢，尤其是日常生活中的动作，比如起床。要关注腰背部的放松。

孕后期的训练关键词是幅度小、动作慢、腰背肌肉强化和放松、气息训练。

二、训练内容

（一）训练前评估

1. 医生的诊断证明和建议

2. 身体姿态评估

3. 体重指数（BMI）计算，并据此制定体重曲线图，规划体重增长速度

4. 血压和心率

（二）第一阶段（第8个月）

1. 盆底肌训练

（1）坐姿夹球

【场地器材】椅子、小球。

【练习目标】增强大腿内收肌和盆底肌力量。

【动作要领】自然坐于椅子上，腰背挺直并收紧。将小球夹于两膝之间，双手放于身体两侧，全身放松。轻轻吸气准备，呼气，将注意力放在腿部，双腿同时挤压球，到极限后保持1—2秒。注意：呼气要缓慢、绵长，持续5秒左右。大腿在这5秒内始终发力夹球。见下图。

【练习方法】每组练习10次，练习2—3组。

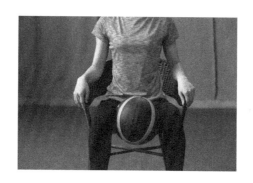

（2）收缩盆底肌

【场地器材】平整地面、瑜伽垫。

【练习目标】增强盆底肌弹性。

【动作要领】仰卧，屈膝，双手放于腹部，全身放松。吸气，同时收紧盆底肌和肛门，保持5—8秒；呼气，全身放松，稍做调整。注意：训练前务必排尿，切忌憋尿。见下图。

【练习方法】每组练习8次，练习2—3组。

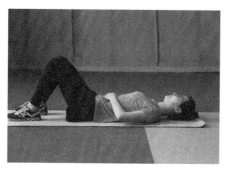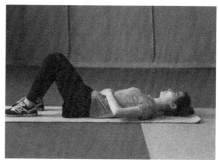

2.肌肉核心力量、稳定性训练

（1）四点支撑

【场地器材】平整地面、瑜伽垫。

【练习目标】强化腹横肌。

【动作要领】脚前掌、膝关节及手掌6点支撑于垫面。下巴微收，头部保持中立，肩、髋、膝、踝均成90°。调整好呼吸，将双膝关节微微抬离地面1厘米左右的高度并保持。注意：背部始终与地面平行，不能将臀部抬得过高，也不能塌腰。见下图。

【练习方法】每组练习30秒，逐步过渡到1分钟；练习2—3组。

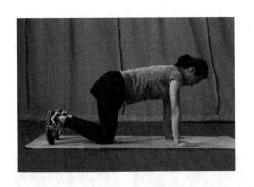

（2）坐姿上展体

【场地器材】平整地面、瑜伽垫。

【练习目标】增强腰部肌肉力量。

【动作要领】盘腿坐于垫上。双手于头顶上方合十，呼吸均匀、舒缓。轻轻发力，手掌向上牵引身体，腰背挺直并保持。见下图。

【练习方法】每组练习30秒，逐步过渡到1分钟；练习2—3组。

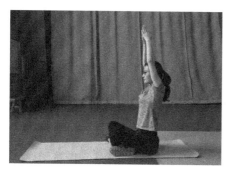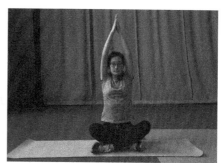

（3）球上骨盆前后运动

【场地器材】平整地面、瑜伽球。

【练习目标】增加骨盆灵活度，缓解腰痛。

【动作要领】自然坐于球上，腰背挺直并收紧。双臂侧平举打开，保持身体平衡，双脚踩实地面。吸气，骨盆前倾，微微塌腰，并用臀部慢慢将球向后方推；呼气，骨盆后倾，臀部向内慢慢夹紧，并将球向前方拉。注意：动作要配合呼吸，缓慢完成。见下图。

【练习方法】每组练习前后各8次，练习2—3组。

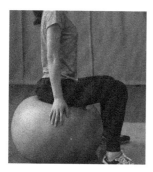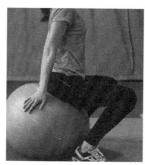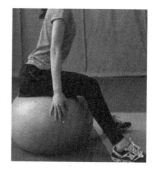

3. 四肢灵活性和协调性训练

（1）扶椅宽蹲

【场地器材】平整地面、椅子。

【练习目标】增强大腿内侧肌肉力量。

【动作要领】以双脚间距为肩宽的两倍的姿势站立，双手向前扶住椅子，腰背挺直并收紧。吸气，下蹲，膝关节始终对准脚尖，背部始终挺直、收紧，下蹲到大腿与地面平行，然后呼气，蹬地，夹臀，站起，还原到起始姿态。见下图。

【练习方法】每组练习15次，练习2—3组。

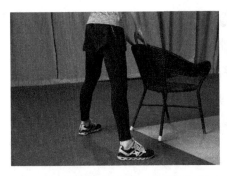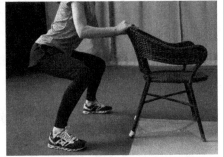

（2）推墙俯卧撑

【场地器材】平整地面、墙面。

【练习目标】增强上肢力量。

【动作要领】面向墙面，与墙面保持一臂的距离。自然站立，双脚打开，与肩同宽，双手前举扶墙。吸气，屈臂，使身体贴近墙面；呼气，将身体推离墙面，还原基本站姿。见下图。

【练习方法】每组练习10次，练习2—3组。

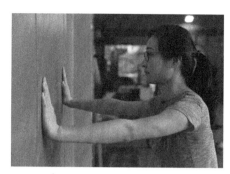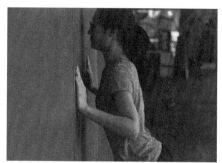

（3）坐姿"Y"字伸展

【场地器材】平整地面、椅子。

【练习目标】增强上肢肌肉力量。

【动作要领】自然坐于椅子上，腰背挺直并收紧，身体微微前倾，双臂伸直，自然下放。轻轻吸气准备，呼气，同时背部发力将大臂抬起，在耳朵附近呈"Y"字形，然后吸气下放。见下图。

【练习方法】每组练习10次，练习2—3组。

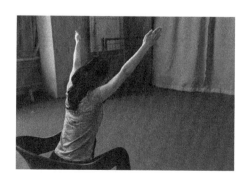

（4）坐姿"T"字伸展

【场地器材】平整地面、椅子。

【练习目标】增强上肢肌肉力量。

【动作要领】自然坐于椅子上，腰背挺直并收紧，身体微微前倾。双手虎口朝外，手指并拢、伸直，自然下放。轻轻吸气准备，呼气，同时背部发力将大臂向身体两侧抬起到与身体同高，大臂与身体的夹角成90°，然后吸气下放。见下图。

【练习方法】每组练习10次，练习2—3组。

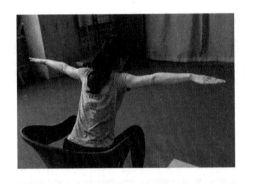

（5）坐姿腿屈伸

【场地器材】平整地面、椅子、弹力带。

【练习目标】增强下肢肌肉力量。

【动作要领】自然坐于椅子上，腰背挺直并收紧。双手扶住椅子，保持身体稳定。吸气准备，大腿贴于椅面不动，抬起单侧小腿并伸直保持1—2秒；还原，换腿。注意：动作要缓慢，不要突然用力。见下图。

【练习方法】每组练习10次，练习2—3组。

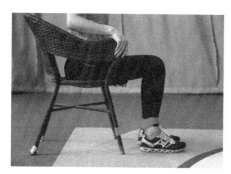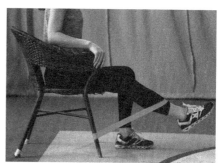

（6）坐姿勾脚、踮脚

【场地器材】平整地面、椅子。

【练习目标】加速小腿血液循环，预防水肿。

【动作要领】自然坐于椅子上，腰背挺直并收紧，双手放于大腿上部。轻轻吸气准备，呼气，提踵到最高点，然后缓慢下放还原。再次吸气准备，勾脚到极限，然后缓慢下放还原。将注意力放在小腿，每个动作到极限后都要保持1—2秒。见下图。

【练习方法】每组练习15次，练习2—3组。

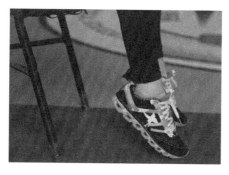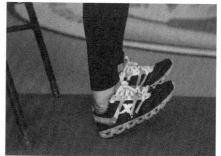

4. 有氧训练

散步、游泳半小时左右，在安全的情况下可以在跑步机上缓慢步行。

5. 气息训练

拉玛泽生产呼吸训练

（1）廓清式呼吸：即深呼吸，全身肌肉放松。

（2）紧缩与放松运动：紧缩左臂 — 握拳 — 伸直 — 抬高 — 放下左臂 — 放松。把左臂的紧缩想象成子宫收缩，要做到子宫之外的其余部分都放松。

口令：廓清式呼吸 — 紧缩左臂 — 放松 — 廓清式呼吸。

练习：紧缩左臂 — 紧缩右臂 — 紧缩右腿 — 紧缩左腿 — 紧缩右臂、右腿 — 紧缩左臂、左腿 — 紧缩右臂、左腿 — 紧缩左臂、右腿。

练习须仰卧进行，检查由同伴来完成。要做到子宫收缩，而身体的其他部位条件反射放松。

（3）呼吸运动：用于宫缩时采取胸式呼吸的方法，以减少对子宫的压迫。

（三）第二阶段（第9个月）

1. 盆底肌训练

（1）坐姿夹球

【场地器材】椅子、小球。

【练习目标】增强大腿内收肌和盆底肌力量。

【动作要领】两膝夹球坐于椅子上，腰背挺直并收紧。双手放于身体两侧，全身放松。轻轻吸气准备，呼气，双腿同时挤压球，到极限后保持1—2秒。注意：呼气要缓慢、绵长，持续5秒左右。大腿在这5秒内始终发力夹球。见下图。

【练习方法】每组练习10次，练习2—3组。

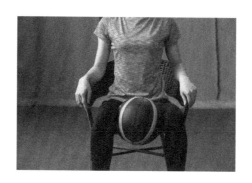

（2）收缩盆底肌

【场地器材】平整地面、瑜伽垫。

【练习目标】收缩盆底肌。

【动作要领】仰卧，屈膝，双手放于腹部，全身放松。吸气，同时收紧盆底肌和肛门，保持5—8秒；呼气，全身放松，稍做调整。注意：训练前务必排尿，切忌憋尿。见下图。

【练习方法】每组练习8次，练习2—3组。

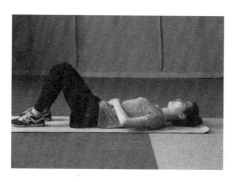 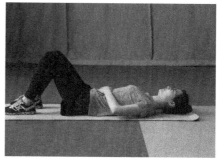

2. 肌肉核心力量、稳定性训练

（1）球上骨盆前后运动

【场地器材】平整地面、瑜伽球。

【练习目标】增加骨盆灵活度，缓解腰痛。

【动作要领】自然坐于球上，腰背挺直并收紧，双臂侧平举打开，保持身体平衡，双脚踩实地面。吸气，骨盆前倾，微微塌腰，并用臀部慢慢将球向后方推；呼气，骨盆后倾，臀部向内慢慢夹紧，并将球向前方拉。注意：动作要配合呼吸，缓慢完成。见下图。

【练习方法】每组练习前后各8次，练习2—3组。

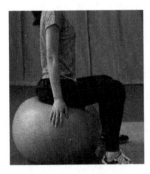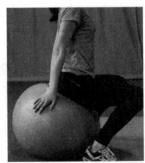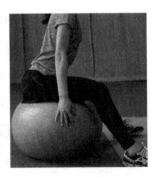

（2）侧卧夹球

【场地器材】小球、瑜伽垫。

【练习目标】增强大腿内收肌和盆底肌力量。

【动作要领】自然侧卧于垫上，头部枕于大臂之上。将小球置于两膝之间夹住，全身放松。轻轻吸气准备，呼气，双腿同时挤压球，并在极限位置保持2秒。注意：呼气要缓慢、绵长，持续5秒左右，大腿在这5秒内始终发力夹球。见下图。

【练习方法】每组每侧练习8次，练习2—3组。

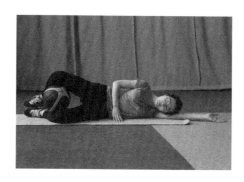

3. 四肢灵活性和协调性训练

（1）仰卧蝶式伸展

【场地器材】平整地面、瑜伽垫。

【练习目标】拉伸大腿内侧。

【动作要领】仰卧于垫上，将双手当作枕头，自然放松。脚心相对，使大腿内侧有牵拉感。注意：保持静态即可。见下图。

【练习方法】每组练习30秒，练习2—3组。

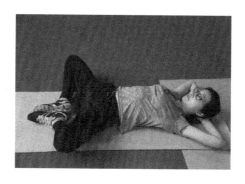

（2）单腿跪撑，大腿内侧拉伸

【场地器材】平整地面、瑜伽垫。

【练习目标】拉伸大腿内侧。

【动作要领】以四点支撑的姿势做好准备，将一条腿向侧面伸出，在身体稳定的前提下，尽可能地向远处伸出，在大腿内侧肌肉有牵拉感后保持。注意：如果感觉支撑腿膝盖疼痛，可以在膝盖下放软垫。见下图。

【练习方法】每组练习30秒，练习2—3组。

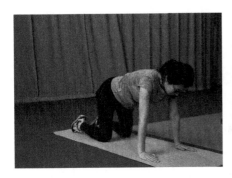 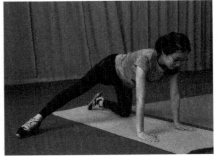

（3）坐姿转体

【场地器材】平整地面、椅子。

【练习目标】增加腰部灵活性，缓解腰背部不适。

【动作要领】自然坐于椅子上，腰背挺直并收紧。屈臂，抬肘，将双手置于胸前。吸气准备，向左转，手尽量靠近椅子的靠背，到极限后保持1—2秒。吸气还原，换另一侧。见下图。

【练习方法】每组每侧练习8次，练习2—3组。

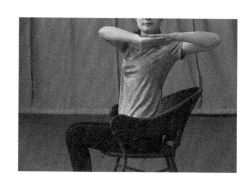

（4）坐姿上展体

【场地器材】平整地面、瑜伽垫。

【练习目标】增强腰部肌肉力量。

【动作要领】盘腿坐于垫上，双手于头顶上方合十，呼吸均匀、舒缓。轻轻发力，手掌向上牵引身体，腰背挺直并保持。见下图。

【练习方法】每组练习30秒，逐步过渡到1分钟；练习2—3组。

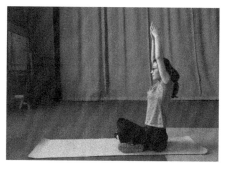 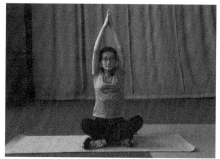

4. 有氧训练

散步、游泳半小时左右，在安全的情况下可以在跑步机上缓慢步行。

5. 气息训练

拉玛泽生产呼吸训练

（1）廓清式呼吸：即深呼吸，全身肌肉放松

（2）紧缩与放松运动：紧缩左臂 — 握拳 — 伸直 — 抬高 — 放下左臂 — 放松。把左臂的紧缩想象成子宫收缩，要做到子宫之外的其余部分都放松。

口令：廓清式呼吸 — 紧缩左臂 — 放松 — 廓清式呼吸。

练习：紧缩左臂 — 紧缩右臂 — 紧缩右腿 — 紧缩左腿 — 紧缩右臂、右腿 — 紧缩左臂、左腿 — 紧缩右臂、左腿 — 紧缩左臂、右腿。

练习须仰卧进行，检查由同伴来完成。要做到子宫收缩，而身体的其他部位条件反射放松。

（3）呼吸运动：用于宫缩时采取胸式呼吸的方法，以减少对子宫的压迫。

（四）学习制定孕后期训练计划

1. 孕后期生理特点

（1）胎儿几乎发育成熟

胎动更强，孕妇可能感觉睡眠质量下降。

（2）可能再次出现尿频

子宫进一步压迫膀胱，加上血容量增加，因此排尿次数增多。

（3）骨盆和下腹部可能出现胀感

孕期激素变化，韧带松弛，支撑能力下降。且怀孕后期腹部变得更为向前突出，加重了骨盆、腰背和腹部的负担。

（4）胎儿对血糖的需求更高，孕妇有胰岛素抵抗增高的倾向

孕妇会变得容易饿，血糖有升高倾向。

2. 监测孕妇和胎儿情况

（1）运动前后胎心、胎动是否正常

可在每次运动后数胎动并记录，有条件亦可检测胎心。

（2）孕妇产检结果是否正常

如血压、血糖等指标是否正常，若有问题应及时咨询医生，调整或终止运动计划。

（3）孕妇在此阶段运动中应相信自己的主观感受，如觉不适可先终止运动，后与医生、教练探讨是否能继续运动

3. 修正运动计划

（1）此时运动的目的已从运动本身转到为生产做准备

不应只注重运动效果，而应专注于对怀孕后期及生产的辅助。据此设计训练动作、强度、时间。

（2）此时运动应注重舒适性

运动中保证孕妇舒适是相当重要的。除前面强调的通风、散热良好，温度适宜外，此时还可专门对增重部位进行支撑，如腹部和乳房。托腹带和舒适的运动内衣可增加稳定性和舒适感。

（3）减少仰卧训练动作

增大的子宫可能压迫静脉，使回心血流不畅，孕妇会产生头晕等不适。

（4）在运动中注意补水和进食

后期与中期一样，孕妇代谢快、消耗大，应及时补充水分和食物。

（5）有规律且强度合适的体育锻炼可减少孕期胰岛素抵抗

运动可改善人体代谢，增强对脂肪等储能物质的利用，减少胰岛素抵抗，稳定血糖。

三、运动处方示例

运动者资料及运动处方							
姓名	赵某	年龄	32岁	身高	165 cm	体重	65 kg（孕前55 kg）
孕周	30	产检	正常		胎儿发育	正常	
职业	文员		孕后自感变化		胎动多，睡眠不好		
运动习惯	慢跑2次/周		通勤方式		步行（20分钟）		
喜欢的运动	跑步、瑜伽		不喜欢的运动		无		
运动目的			为生产做准备、改善睡眠				
运动项目（间断进行）	跑步机走路热身		核心及盆底肌力量训练		气息训练		
运动时间	5—8分钟		15—20分钟		5—8分钟		
疲劳监测	6—10		12—14		6—10		

四、常见问题和注意事项

（一）常见问题

1. 胎动变化

胎动在运动中和运动后仍有规律、稳定，说明正常；如果剧烈不规律或减少，应终止运动并就医。

2. 应根据孕妇自我感觉和孕期身体变化调整运动计划

运动结束后可让孕妇反映其进行运动的感觉，是疲劳、不适还是觉得很满意，再据此调整运动。

（二）注意事项

绝对禁忌症

（1）阴道出血：可能是胎盘剥离，应请医生诊断。

（2）破水：可能导致胎儿缺氧或感染，应请孕妇平卧，立即送医。

（3）有规律的频繁宫缩：可能是分娩迹象。

第 六 章

产后训练

一、阶段特征

产后的训练包括3个阶段：月子期、产后2—4个月、产后4个月及之后。在不同时期，训练的目的是不同的。

在月子期，产妇主要是自己在休息、调养的同时进行简单的单人训练，以促进身体恢复，尤其是子宫和盆底肌的恢复。顺产当天6小时后就可以下床活动；剖宫产24小时后必须下床，以避免肠粘连和血栓的发生。

产后2—4个月的主要锻炼任务是恢复子宫和体力。医院通常会在产后6周安排复查，锻炼计划要根据复查结果制定。通常在产后6周，剖宫产的伤口基本愈合，可以开始适当的运动。但是在产后4个月之前，剖宫产妈妈和顺产妈妈的健身计划一定有所区别，二者都不能进行过于剧烈的运动，尤其是剖宫产妈妈。此阶段以不负重的运动为主。

产后4个月，产妇的身体基本恢复，可以开始有规律的健身计划，并可以逐渐增加运动量，但前提是尽量避免过于疲劳，而且重点要关注运动中的补水，因为此时产妇还有养育的责任。此时负重运动的负荷量要相对小一些，还是以有氧运动为主，逐渐恢复孕前的有氧运动水平。此阶段的训练关键词是小重量、有氧、柔韧性、姿态调整。

二、训练内容

（一）训练前评估

1.医生的诊断证明和建议（6周复查）

2.身体姿态评估

3.体重指数（BMI）计算，并据此制定体重曲线图，规划体重减少速度

4.血压和心率

（二）第一阶段（月子期）

1.颈椎生理曲度恢复训练

（1）靠墙收下巴

【场地器材】墙壁。

【练习目标】舒缓颈部。

【动作要领】自然站立，轻轻收下巴，挤压出双下巴，使颈部后侧肌肉有牵拉感，并保持住。注意：动作要缓慢，避免因用力过猛而伤到颈椎。见下图。

【练习方法】每组练习30秒，逐步过渡到1分钟；练习2—3组。

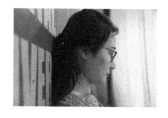

（2）仰卧收下巴

【场地器材】平整地面、瑜伽垫。

【练习目标】舒缓颈部。

【动作要领】仰卧于垫上，轻轻收下巴，挤压出双下巴。后脑勺抬离垫面大概0.5厘米的高度，使颈部前侧有酸胀感，后侧肌肉有牵拉感，并保持住。注意：动作要缓慢，避免因用力过猛而伤到颈椎。见下图。

【练习方法】每组练习10秒，逐步过渡到30秒；练习2—3组。

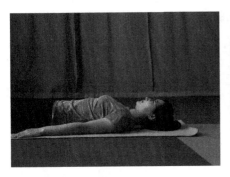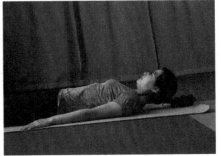

（3）点头、抬头

【场地器材】平整地面。

【练习目标】舒缓颈部。

【动作要领】自然站立，双手叉腰，轻轻收下巴并低头向下到极限，使颈部后侧肌肉有牵拉感，保持3秒；然后缓慢抬头，后仰，使颈部前侧肌肉有牵拉感，保持3秒。注意：动作要缓慢，不需要连贯，避免因用力过猛而伤到颈椎。见下图。

【练习方法】每组练习10次，练习2组。

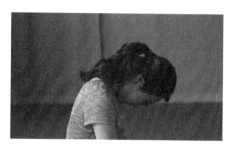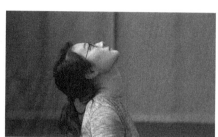

2. 骨盆位置调整训练

（1）球上骨盆前后、左右运动

【场地器材】平整地面、瑜伽球。

【练习目标】增加骨盆灵活性，缓解腰痛。

【动作要领】自然坐于球上，腰背挺直并收紧。双臂侧平举打开，保持身体平衡，双脚踩实地面。吸气，骨盆前倾，微微塌腰，并用臀部慢慢将球向后方推；呼气，骨盆后倾，臀部向内慢慢夹紧，并将球向前方拉。吸气还原，重新调整呼吸。轻轻吸气准备，呼气，用臀部将球推向左侧，躯干不动。然后吸气，还原到中立位，呼气，用臀部将球推向右侧。注意：动作要配合呼吸，缓慢完成。见下图。

【练习方法】每组练习前后、左右各5次，练习2—3组。

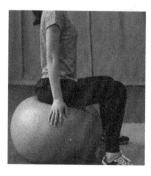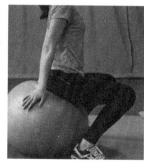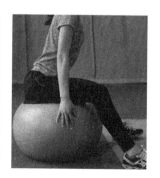

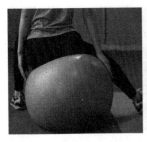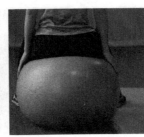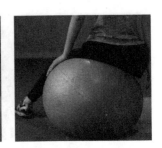

（2）骨盆"8"字环转

【场地器材】平整地面、瑜伽垫。

【练习目标】增加骨盆灵活性，缓解腰背疼痛。

【动作要领】自然站立，双脚打开，与肩同宽。双手叉腰，以骨盆为轴，向前、后、左、右各个方向做小幅度环绕，每一次都用骨盆画一个"8"字。注意：幅度要小，动作要轻柔，不要突然用力。见下图。

【练习方法】每组练习10次，练习2—3组。

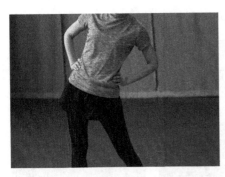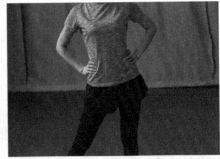

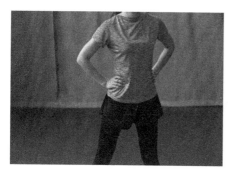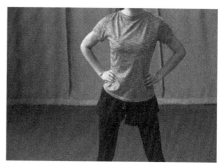

3. 腿形调整训练

（1）大腿前侧拉伸

【场地器材】平整地面、瑜伽垫。

【练习目标】拉伸大腿前侧。

【动作要领】右腿弓步，小腿尽量垂直于地面。左腿屈膝向后跪于垫上，尽可能拉大右脚与左膝的距离。右手拉住左脚背，左手撑于地上，身体前倾并向右扭转，保持静止，感受右腿大腿前侧的牵拉。完成一组后换腿。见下图。

【练习方法】每组练习30秒，练习2—3组。

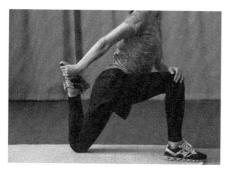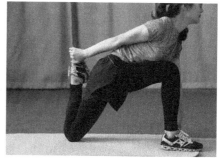

（2）大腿内侧拉伸

【场地器材】平整地面、瑜伽垫。

【练习目标】拉伸大腿内侧。

【动作要领】以双脚间距为肩宽的两倍的姿势站立，脚尖朝向斜前方，重心放在一条腿上。下蹲至另一条腿完全伸直，背部挺直。微微俯身，使伸直的大腿内侧朝向地面，双手触地后保持该动作，使大腿内侧有牵拉感。完成一组后换腿。见下图。

【练习方法】每组练习30秒，练习2—3组。

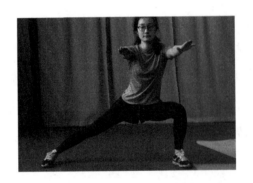

（3）跟腱拉伸

【场地器材】平整地面、瑜伽垫。

【练习目标】拉伸跟腱。

【动作要领】面向墙壁，屈肘扶墙。右腿前弓步，右脚脚尖抵墙。左腿后撤并伸直，左脚脚跟踩地，使左小腿后侧有牵拉感。完成一组后换腿。见下图。

【练习方法】每组练习30秒，练习2—3组。

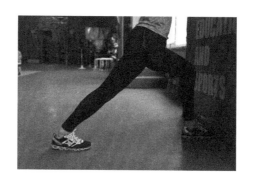

（4）泡沫轴大腿侧面放松

【场地器材】平整地面、瑜伽垫、泡沫轴。

【练习目标】放松大腿侧面阔筋膜张肌。

【动作要领】45°左侧卧，左腿伸直，使大腿前外侧与泡沫轴接触，右腿屈于左腿前。左肘撑地，右手扶地，左脚脚尖带动身体在泡沫轴上前后滚动，全程保持大腿放松。注意：如果有痛点，在痛点处来回缓慢滚动。完成一组后换腿。见下图。

【练习方法】每组练习15次，练习2—3组。

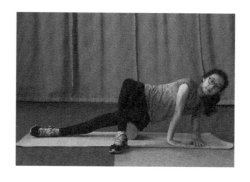

（5）泡沫轴大腿内侧放松

【场地器材】平整地面、瑜伽垫、泡沫轴。

【练习目标】放松大腿内侧。

【动作要领】俯卧于瑜伽垫上，双肘撑地。左腿伸直；右腿屈曲，将泡沫轴压在大腿内侧的下方，从大腿根部至膝盖内侧来回滚动。注意：如果有痛点，在痛点处来回缓慢滚动。完成一组后换腿。见下图。

【练习方法】每组练习15次，练习2—3组。

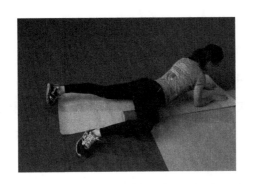

4. 臀形调整训练

（1）扶椅原地箭步蹲

【场地器材】平整地面、椅子。

【练习目标】增强下肢力量。

【动作要领】身体直立，箭步蹲于垫上。保持前腿髋、膝、踝均成90°。后脚掌着地，固定两脚之间的距离。手扶体侧的椅子并做竖直上下运动。注意：前腿膝关节始终不能超过脚尖，下蹲幅度以后腿膝关节离地一拳远为最佳，也可以根据个人能力酌情调整。见下图。

【练习方法】每组每侧练习8次，练习2—3组。

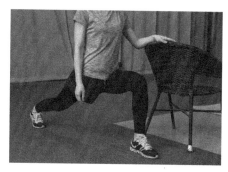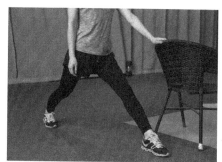

（2）徒手宽蹲

【场地器材】平整地面、瑜伽垫。

【练习目标】增强大腿内侧肌肉力量。

【动作要领】以双脚间距为肩宽的两倍的姿势站立，双臂前平举，腰背挺直并收紧。呼气，下蹲，膝关节始终对准脚尖，腰背始终挺直并收紧，下蹲到大腿与地面平行，然后呼气，蹬地，夹臀，站起，还原到起始姿态。见下图。

【练习方法】每组练习12次，练习2—3组。

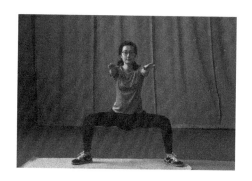

（3）俯撑后伸腿

【场地器材】平整地面、瑜伽垫。

【练习目标】激活臀部。

【动作要领】脚前掌、膝关节及手掌6点支撑于垫面，下巴微收，头部保持中立，肩、髋、膝、踝均成90°。调整好呼吸，使核心与骨盆稳定。吸气准备，呼气，然后将一条腿的膝关节微微抬离并将该条腿向后蹬直，保持3秒后还原。注意：背部始终与地面平行，蹬腿时不能塌腰。见下图。

【练习方法】每组每侧练习10次，练习2—3组。

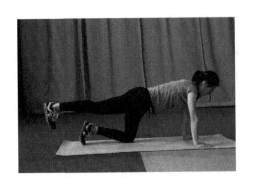

（4）勾脚臀桥

【场地器材】平整地面、瑜伽垫。

【练习目标】增强臀部及腰背部力量，激活盆底肌。

【动作要领】仰卧，屈膝，勾脚，足跟支撑于地面，双手放于身体两侧，全身放松。吸气准备，呼气，臀部及背部抬起，直至肩胛骨完全离开垫面，使肩、髋、膝三点在一条直线上，并保持5秒左右。吸气，下放臀部，轻轻接触垫面后随即马上抬起。见下图。

【练习方法】每组练习15次，练习2—3组。

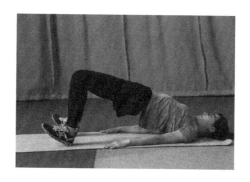

5.足部控制训练

（1）夹毛巾训练

【场地器材】瑜伽垫、椅子、毛巾。

【练习目标】增强足部控制能力。

【动作要领】自然坐于椅子上，将毛巾放在垫上用脚踩住。双脚同时发力，用脚趾夹住毛巾，并保持6—10秒。见下图。

【练习方法】每组练习10次，练习2—3组。

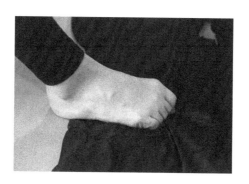

（2）伸展脚趾

【场地器材】瑜伽垫或椅子。

【练习目标】增强足部控制能力。

【动作要领】自然坐于椅子或瑜伽垫上，双脚脚趾向下弯曲到极限，保持2秒。还原，将脚趾翘起到最高点，保持1—2秒。交替进行。见下图。

【练习方法】每组练习20次，练习2—3组。

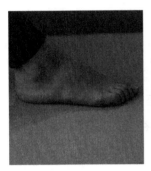 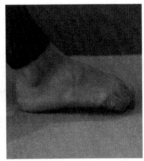 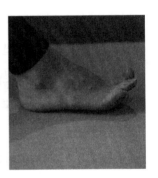

6. 背部紧致训练

（1）肩胛骨前伸后缩

【场地器材】平整地面。

【练习目标】增强背部肌肉力量，增加肩胛骨灵活性。

【动作要领】自然站立，双臂屈肘上抬到与地面平行，腰背挺直。吸气、扩胸，将肩胛骨后缩并夹紧，保持3秒；呼气，手臂向前探出到极限，感觉背部有牵拉感，保持3秒。配合呼吸重复肩胛骨前伸后缩的动作。注意：动作要缓慢，不需要连贯，避免因用力过猛而受伤。见下图。

【练习方法】每组练习10次，练习2—3组。

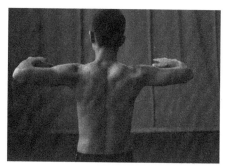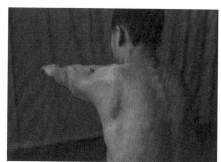

（2）坐姿"Y"字伸展

【场地器材】平整地面、椅子。

【练习目标】增强上肢肌肉力量。

【动作要领】自然坐于椅子上，腰背挺直并收紧，身体微微前倾，双臂伸直，自然下放。轻轻吸气准备，呼气，同时背部发力将大臂抬起，在耳朵附近成"Y"字形，然后吸气下放。见下图。

【练习方法】每组练习10次，练习2—3组。

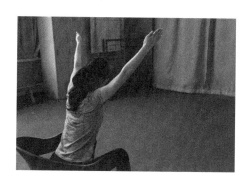

（3）坐姿"T"字伸展

【场地器材】平整地面、椅子。

【练习目标】增强上肢肌肉力量。

【动作要领】自然坐于椅子上，腰背挺直并收紧，身体微微前倾。双手虎口朝外，手指并拢、伸直，自然下放。轻轻吸气准备，呼气，同时背部发力将大臂向身体两侧抬起到与身体同高，大臂与身体的夹角成90°，然后吸气下放。见下图。

【练习方法】每组练习10次，练习2—3组。

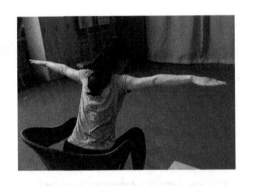

（三）第二阶段（第2—4个月）

1.颈椎生理曲度恢复训练

（1）靠墙收下巴

【场地器材】墙壁。

【练习目标】舒缓颈部。

【动作要领】自然站立，轻轻收下巴，挤压出双下巴，使颈部后侧肌肉有牵拉感，并保持住。注意：动作要缓慢，避免因用力过猛而伤到颈椎。见下图。

【练习方法】每组练习30秒，逐步过渡到1分钟；练习2—3组。

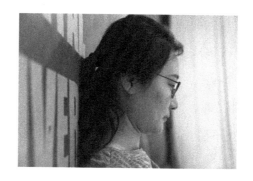

（2）仰卧收下巴

【场地器材】平整地面、瑜伽垫。

【练习目标】舒缓颈部。

【动作要领】仰卧于垫上，轻轻收下巴，挤压出双下巴。后脑勺抬离垫面大概0.5厘米的高度，使颈部前侧有酸胀感，后侧肌肉有牵拉感，并保持住。注意：动作要缓慢，避免因用力过猛而伤到颈椎。见下图。

【练习方法】每组练习10秒，逐步过渡到30秒；练习2—3组。

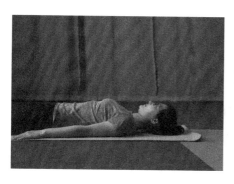 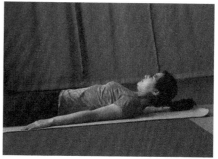

（3）点头、抬头

【场地器材】平整地面。

【练习目标】舒缓颈部。

【动作要领】自然站立，双手叉腰。轻轻收下巴并低头向下到极限，使颈部后侧肌肉有牵拉感，保持3秒；然后缓慢抬头，后仰，使颈部前侧肌肉有牵拉感，保持3秒。注意：动作要缓慢，不需要连贯，避免因用力过猛而伤到颈椎。见下图。

【练习方法】每组练习10次，练习2组。

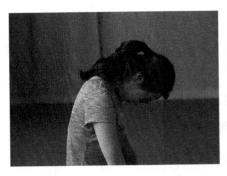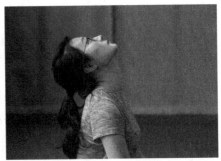

2. 骨盆位置调整训练

（1）球上骨盆前后、左右运动

【场地器材】平整地面、瑜伽球。

【练习目标】增加骨盆灵活性，缓解腰痛。

【动作要领】自然坐于球上，腰背挺直并收紧。双臂侧平举打开，保持身体平衡，双脚踩实地面。吸气，骨盆前倾，微微塌腰，并用臀部慢慢将球向后方推；呼气，骨盆后倾，臀部向内慢慢夹紧，并将球向前方拉。吸气还原，重新调整呼吸。轻轻吸气准备，呼气，用臀部将球推向左侧，躯干不动。然后吸气，还原到中立位，呼气，用臀部将球推向右侧。注意：动作要配合呼吸，缓慢完成。见下图。

【练习方法】每组练习前后、左右各5次，练习2—3组。

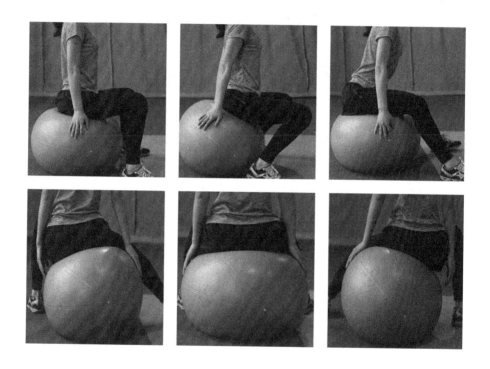

（2）猫式伸展

【场地器材】平整地面、瑜伽垫。

【练习目标】拉伸腹、背部肌肉，缓解腰背酸痛。

【动作要领】前脚掌、膝关节及手掌6点支撑于垫面。下巴微收。头部保持中立，肩、髋、膝、踝均成90°。吸气，腰椎下塌，肩胛骨内收，头部向上抬，使腹部有牵拉感，保持3秒；呼气，腰椎上拱，双手手掌上推，使肩胛骨向外打开，低头，含胸，使背部有牵拉感，保持3秒。见下图。

【练习方法】一呼一吸为一次，每组练习8次；练习2—3组。

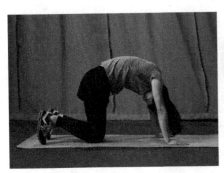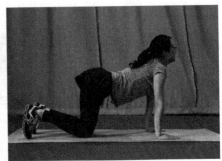

（3）仰卧屈膝转体

【场地器材】平整地面、瑜伽垫。

【练习目标】增加腰椎灵活性，缓解腰背疼痛。

【动作要领】仰卧，抬腿，屈髋，屈膝，收紧脚踝，双腿并拢且髋、膝、踝均成90°。双臂平直放于身体两侧保持平衡，腰部贴住垫子。吸气准备，呼气，双腿同时转向一侧至腹部有牵拉感，保持5秒。还原到起始位置后换方向进行。注意：下肢的角度始终保持不变。见下图。

【练习方法】每组练习10次，练习2—3组。

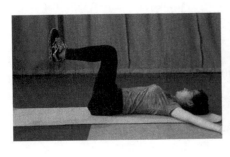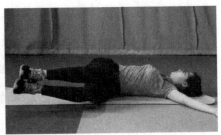

3. 足部控制训练

（1）负重夹物训练

【场地器材】椅子、棒球、筷子、毛巾。

【练习目标】增强足部控制能力。

【动作要领】自然坐于椅子上，将物体自然置于脚下，然后脚趾发力将其夹起，保持5—10秒。见下图。

【练习方法】每组每侧练习10次，练习2—3组。

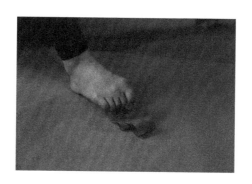

（2）站姿勾脚、踮脚

【场地器材】平整地面。

【练习目标】加速小腿血液循环，预防水肿。

【动作要领】自然站立，双手放于大腿两侧。轻轻吸气准备，呼气，提踵到最高点后缓慢下放还原。再次吸气准备，勾脚到极限后缓慢下放还原。将注意力放在小腿，每个动作到极限后都保持1—2秒。见下图。

【练习方法】每组练习10次，练习2—3组。

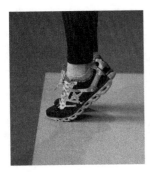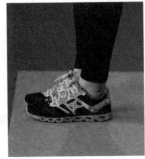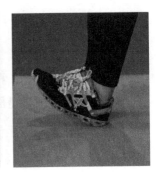

（3）伸展脚趾

【场地器材】瑜伽垫或椅子。

【练习目标】增强足部控制能力。

【动作要领】自然坐于椅子或瑜伽垫上，双脚脚趾向下弯曲到极限，保持2秒，还原，将脚趾翘起到最高点，保持1—2秒。交替进行。见下图。

【练习方法】每组练习20次，练习2—3组。

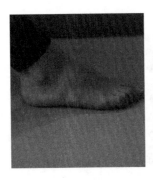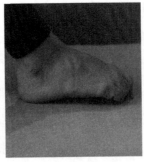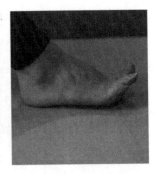

（四）第三阶段（4个月以后）

1.颈椎生理曲度恢复训练

（1）靠墙收下巴

【场地器材】墙壁。

【练习目标】舒缓颈部。

【动作要领】自然站立，轻轻收下巴，挤压出双下巴，使颈部后侧肌肉有牵拉感，并保持住。注意：动作要缓慢，避免因用力过猛而伤到颈椎。见下图。

【练习方法】每组练习30秒，逐步过渡到1分钟；练习2—3组。

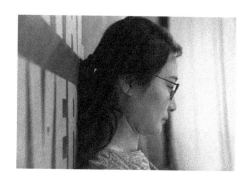

（2）仰卧收下巴

【场地器材】平整地面、瑜伽垫。

【练习目标】舒缓颈部。

【动作要领】仰卧于垫上，轻轻收下巴，挤压出双下巴。后脑勺抬离垫面大概0.5厘米的高度，使颈部前侧有酸胀感，后侧肌肉有牵拉感，并保持住。注意：动作要缓慢，避免因用力过猛而伤到颈椎。见下图。

【练习方法】每组练习10秒，逐步过渡到30秒；练习2—3组。

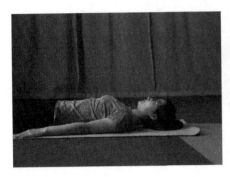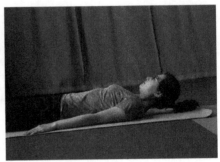

（3）点头、抬头

【场地器材】平整地面。

【练习目标】舒缓颈部。

【动作要领】自然站立，双手叉腰。轻轻收下巴并低头向下到极限，使颈部后侧肌肉有牵拉感，保持3秒；然后缓慢抬头，后仰，使颈部前侧肌肉有牵拉感，保持3秒。注意：动作要缓慢，不需要连贯，避免因用力过猛而伤到颈椎。见下图。

【练习方法】每组练习10次，练习2组。

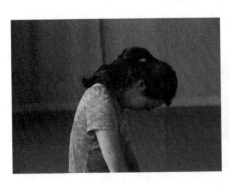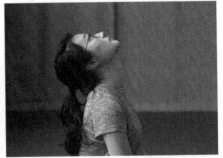

2. 骨盆位置调整训练

（1）球上骨盆前后、左右运动

【场地器材】平整地面、瑜伽球。

【练习目标】增加骨盆灵活性，缓解腰痛。

【动作要领】自然坐于球上，腰背挺直并收紧。双臂侧平举打开，保持身体平衡，双脚踩实地面。吸气，骨盆前倾，微微塌腰，并用臀部慢慢将球向后方推；呼气，骨盆后倾，臀部向内慢慢夹紧，并将球向前方拉。吸气还原，重新调整呼吸。轻轻吸气准备，呼气，用臀部将球推向左侧，躯干不动。然后吸气，还原到中立位，呼气，用臀部将球推向右侧。注意：动作要配合呼吸，缓慢完成。见下图。

【练习方法】每组练习前后、左右各5次，练习2—3组。

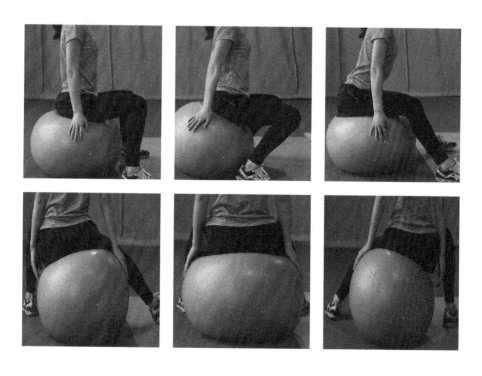

（2）猫式伸展

【场地器材】平整地面、瑜伽垫。

【练习目标】拉伸腹、背部肌肉，缓解腰背酸痛。

【动作要领】前脚掌、膝关节及手掌6点支撑于垫面，下巴微收。头部保持中立，肩、髋、膝、踝均成90°。吸气，腰椎下塌，肩胛骨内收，头部向上抬，使腹部有牵拉感，保持3秒；呼气，腰椎上拱，双手手掌上推，使肩胛骨向外打开，低头，含胸，使背部有牵拉感，保持3秒。见下图。

【练习方法】一呼一吸为一次，每组练习8次；练习2—3组。

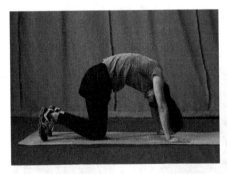 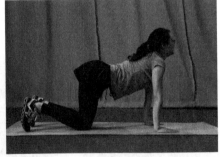

（3）仰卧屈膝转体

【场地器材】平整地面、瑜伽垫。

【练习目标】增加腰椎灵活性，缓解腰背疼痛。

【动作要领】仰卧，抬腿，屈髋，屈膝，收紧脚踝，双腿并拢且髋、膝、踝均成90°。双臂平直放于身体两侧保持平衡，腰部贴住垫子。吸气准备，呼气，双腿同时转向一侧直至腹部有牵拉感，保持5秒。还原到起始位置后换方向进行。注意：下肢的角度始终保持不变。见下图。

【练习方法】每组练习10次，练习2—3组。

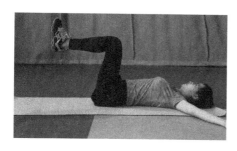 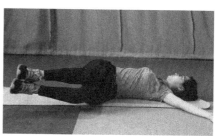

3. 腿形调整训练

（1）大腿前侧拉伸

【场地器材】平整地面、瑜伽垫。

【练习目标】拉伸大腿前侧。

【动作要领】右腿弓步，小腿尽量垂直于地面。左腿屈膝向后跪于垫上，尽可能拉大右脚与左膝的距离。右手拉住左脚背，左手撑于地上，身体前倾并向右扭转，保持静止，感受右腿大腿前侧的牵拉。完成一组后换腿。见下图。

【练习方法】每组练习30秒，练习2—3组。

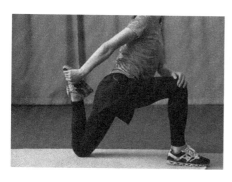 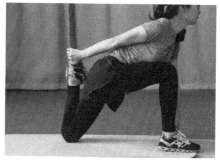

（2）大腿内侧拉伸

【场地器材】平整地面、瑜伽垫。

【练习目标】拉伸大腿内侧。

【动作要领】以双脚间距为肩宽的两倍的姿势站立，脚尖朝向斜前方，重心放在一条腿上。下蹲至另一条腿无限接近地面，并保持5秒，使大腿内侧有牵拉感。背部始终保持挺直。完成一组后换腿。见下图。

【练习方法】每组练习6次，练习2—3组。

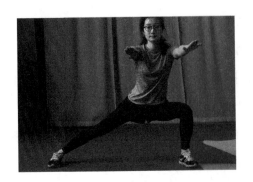

（3）跟腱拉伸

【场地器材】平整地面、瑜伽垫。

【练习目标】拉伸跟腱。

【动作要领】面向墙壁，屈肘扶墙。右腿前弓步，右脚脚尖抵墙。左腿后撤并伸直，左脚脚跟踩地，使左小腿后侧有牵拉感。完成一组后换腿。见下图。

【练习方法】每组练习30秒，练习2—3组。

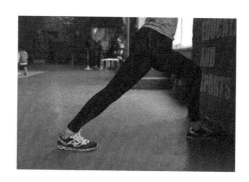

（4）泡沫轴大腿侧面放松

【场地器材】平整地面、瑜伽垫、泡沫轴。

【练习目标】放松大腿侧面阔筋膜张肌。

【动作要领】45°左侧卧，左腿伸直，使大腿前外侧与泡沫轴接触，右腿屈于左腿前。左肘撑地，右手扶地，左脚脚尖带动身体在泡沫轴上前后滚动，全程保持大腿放松。注意：如果有痛点，在痛点处来回缓慢滚动。完成一组后换腿。见下图。

【练习方法】每组练习15次，练习2—3组。

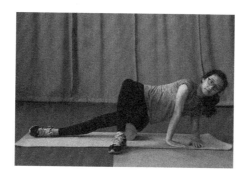

（5）泡沫轴大腿内侧放松

【场地器材】平整地面、瑜伽垫、泡沫轴。

【练习目标】放松大腿内侧。

【动作要领】俯卧于瑜伽垫上，双肘撑地。右腿伸直；左腿屈曲，将泡沫轴压在大腿内侧的下方，从大腿根部至膝盖内侧来回滚动。注意：如果有痛点，在痛点处来回缓慢滚动。完成一组后换腿。见下图。

【练习方法】每组练习15次，练习2—3组。

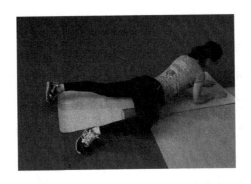

（6）迷你带侧向移动

【场地器材】平整地面、迷你带。

【练习目标】训练臀中肌。

【动作要领】将弹力带放于髌骨上方，双脚与肩同宽。屈髋、屈膝站立，腰背挺直，腹肌收紧。一条腿向同侧跨出10厘米左右的距离；另一条腿快速跟上，还原到双脚与肩同宽的站姿。如此循环。注意：全程始终保持屈髋、屈膝姿势，双脚之间最小距离为与肩同宽，要保持弹力带的张力。见下图。

【练习方法】每组每侧练习15步，练习2—3组。

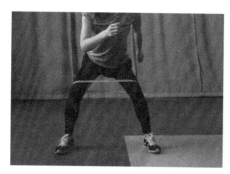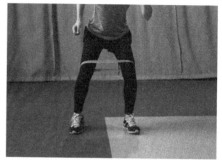

（7）坐姿夹球

【场地器材】椅子、小球。

【练习目标】增强大腿内收肌和盆底肌力量。

【动作要领】自然坐于椅子上，腰背挺直并收紧。将小球置于两膝之间夹住，双手放于身体两侧，全身放松。轻轻吸气准备，呼气，将注意力放在腿部，双腿同时挤压球，到极限后保持1—2秒。注意：呼气要缓慢、绵长，持续5秒左右，大腿在这5秒内始终发力夹球。见下图。

【练习方法】每组练习10次，练习2—3组。

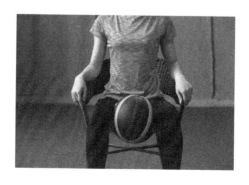

4. 臀形调整训练

（1）迷你带负重宽蹲

【场地器材】平整地面、迷你带。

【练习目标】增强大腿内侧肌肉及臀部力量。

【动作要领】将弹力带放于髌骨上方，双脚与肩同宽。屈髋、屈膝站立，腰背挺直，腹肌收紧。吸气下蹲，膝关节始终对准脚尖，下蹲到大腿与地面平行；然后呼气，蹬地，夹臀，站起，还原到起始姿态。见下图。

【练习方法】每组练习15次，练习2—3组。

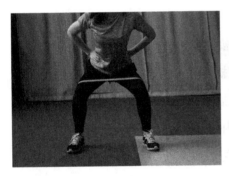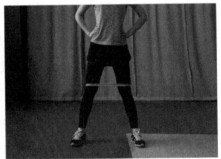

（2）弹力带臀桥

【场地器材】平整地面、瑜伽垫、弹力带。

【练习目标】增强臀部及腰背部力量，激活盆底肌。

【动作要领】仰卧，屈膝，勾脚，用足跟撑地。双手持弹力带位于身体两侧，使弹力带位于髋关节前方，并使其保持一定的张力，全身放松。吸气准备，呼气，夹臀并上抬，与弹力带的拉力对抗，直至背部抬起到肩胛骨完全离开垫面，使肩、髋、膝三点在一条直线上，保持5秒。吸气下放，臀部轻轻接触垫面，随即抬起。见下图。

【练习方法】每组练习15次，练习2—3组。

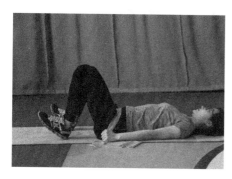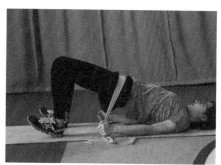

（3）壶铃硬拉

【场地器材】平整地面、壶铃。

【练习目标】增强臀部及腰部力量。

【动作要领】双脚与髋同宽站立，膝关节对准脚尖，不要内扣。双手自然下垂，握住壶铃的把手，沉肩，夹背，挺胸。吸气，微微屈膝，使膝关节始终不超过脚尖，并固定不动，屈髋，将身体向前、向下探出到壶铃触地；呼气，脚蹬地，收臀，站起，同时，手臂随躯干的运动将壶铃提起。俯身幅度是保持腰背平直的最低角度，使大腿后侧有牵拉感，然后蹬地，收臀，站起。见下图。

【练习方法】每组练习15次，练习2—3组。

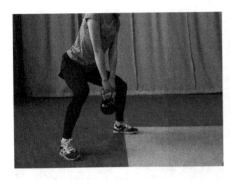 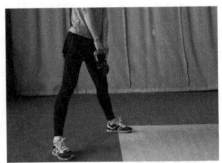

（4）负重跪起运动

【场地器材】瑜伽垫、小杠铃。

【练习目标】增强腰背和臀部肌肉力量。

【动作要领】臀部贴住脚底跪坐于垫上，双脚脚面绷直，使脚背得到牵拉。将小杠铃背在肩上，双手扶住杠铃。轻轻吸气准备，呼气，髋关节发力，使躯干直立，然后缓慢下坐还原。注意：身体在起始阶段可以先微微前倾，这样能更好地刺激臀部。见下图。

【练习方法】每组练习15次，练习2—3组。

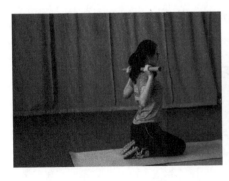 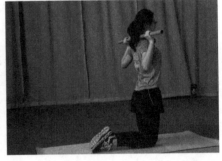

5.马甲线训练

（1）单腿两头起

【场地器材】平整地面、瑜伽垫。

【练习目标】增强腹直肌上部力量。

【动作要领】仰卧于垫上，双手放于头部上方。头部固定，下巴始终保持微收。轻轻吸气准备，呼气，卷腹，同时抬起一条腿，使手指和脚尖触碰，保持1—2秒，吸气，还原到起始位置，然后换腿继续。注意：头部始终保持固定，下巴始终保持微收。见下图。

【练习方法】每组练习16次，练习2—3组。

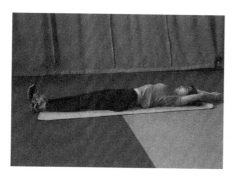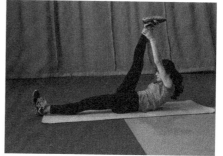

（2）屈膝反向卷腹

【场地器材】平整地面、瑜伽垫。

【练习目标】增强腹直肌下部力量。

【动作要领】仰卧，屈膝90°平躺于垫上。双手轻轻放于身体两侧，头部保持固定。轻轻吸气准备，呼气，并以膝关节为引导向上卷腹到骨盆抬离地面，使腹直肌有挤压感，保持1—2秒，然后还原到起始位置。注意：下放时，腰部始终贴住垫面，不能拱起。见下图。

【练习方法】每组练习16次，练习2—3组。

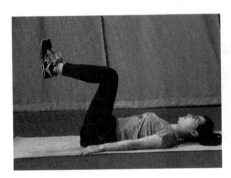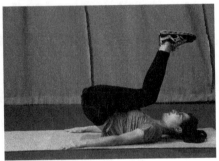

（3）四点支撑

【场地器材】平整地面、瑜伽垫。

【练习目标】强化腹横肌。

【动作要领】前脚掌、膝关节及手掌6点支撑于垫面。下巴微收，头部保持中立，肩、髋、膝、踝均成90°。调整好呼吸，将膝关节微微抬离地面1厘米左右的高度并保持。注意：背部始终与地面平行，臀部不能抬得过高，也不能塌腰。见下图。

【练习方法】每组练习30秒，逐步过渡到1分钟；练习2—3组。

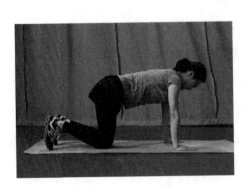

（4）屈膝收腹

【场地器材】平整地面、瑜伽垫。

【练习目标】增强腹直肌下部力量。

【动作要领】自然坐于垫上，双手撑于身后，腰部挺直，身体微微后倾到与垫面成60°夹角。抬腿离地，并勾脚、屈膝成90°，头部保持固定。轻轻吸气准备，呼气，并以膝关节为引导，大腿向躯干靠拢，使腹直肌有挤压感，保持1—2秒，然后还原到起始位置。注意：躯干尽量保持稳定。见下图。

【练习方法】每组练习15次，练习2—3组。

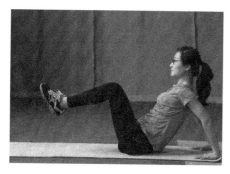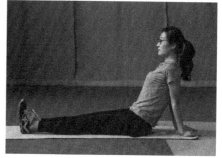

（5）90°卷腹

【场地器材】平整地面、瑜伽垫。

【练习目标】增强腹直肌上部力量。

【动作要领】仰卧，抬腿，屈髋，屈膝，收紧脚踝，髋、膝、踝均保持90°。双手放于耳朵两侧，下巴始终保持微收，头部固定。轻轻吸气准备，呼气、卷腹的同时肩胛骨抬离地面，保持1—2秒，然后还原到起始位置。在整个过程中，手臂随身体运动，但始终与地面保持垂直。注意：

头部始终保持固定，下巴始终保持微收。卷腹幅度不必过大，将肩胛骨抬离地面即可。见下图。

【练习方法】每组练习10—15次，练习2—3组。

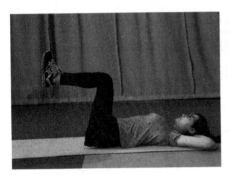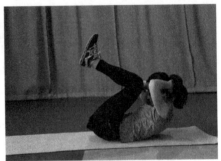

6.四肢紧致训练

（1）哑铃偏载原地箭步蹲

【场地器材】平整地面、瑜伽垫、哑铃。

【练习目标】增强下肢力量。

【动作要领】箭步蹲于垫上，身体竖直，前腿髋、膝、踝均成90°，后腿膝、踝也均成90°。站起并固定此时两脚之间的距离，做竖直上下运动。注意：收紧核心，始终保持稳定，前腿膝关节始终不能超过脚尖，下蹲幅度以后腿膝关节离地一拳远为最佳，但也可以根据个人能力酌情调整。见下图。

【练习方法】每组每侧练习8次，练习2—3组。

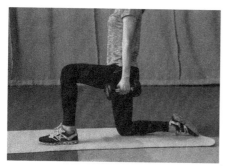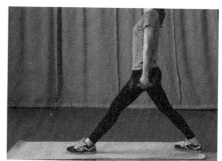

（2）坐姿腿屈伸

【场地器材】平整地面、椅子、弹力带。

【练习目标】增强下肢肌肉力量。

【动作要领】自然坐于椅子上，腰背挺直并收紧。双手扶住椅子，保持身体稳定。吸气准备，大腿贴于椅面不动，单侧小腿抬起并伸直，保持1—2秒；还原，换腿。注意：动作要缓慢，不要突然用力。见下图。

【练习方法】每组练习10次，练习2—3组。

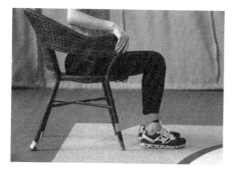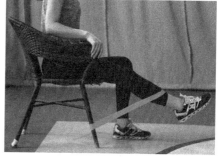

（3）高位俯卧撑

【场地器材】椅子、瑜伽垫。

【练习目标】增强上肢力量。

【动作要领】面对椅子，与椅子保持一臂的距离。自然站立，双脚打开，与肩同宽，双手撑于椅子两侧扶手。吸气，屈臂，使身体贴近椅面；呼气，将身体推离椅面，还原基本站姿。注意：核心要始终收紧，不能塌腰。见下图。

【练习方法】每组练习10次，练习2—3组。

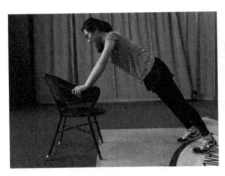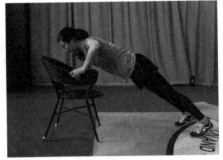

（4）哑铃上推

【场地器材】平整地面、哑铃。

【练习目标】增强肩部力量。

【动作要领】自然站立，双手持哑铃。屈臂外展，使小臂垂直于地面，大臂与地面平行，肘关节成90°。轻轻吸气准备，呼气，上推哑铃至手臂伸直，大臂贴近耳朵，然后还原。注意：小臂始终垂直于地面，缓慢完成动作即可，不要突然用力。见下图。

【练习方法】每组练习15次，练习2—3组。

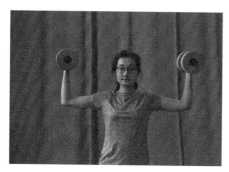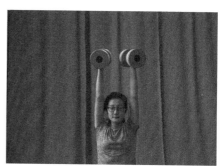

（5）弹力带划船

【场地器材】平整地面、瑜伽垫。

【练习目标】增强背部肌肉力量，缓解背部酸痛。

【动作要领】双脚开立，与肩同宽。微微屈膝，将弹力带固定在肋骨等高处，双手握住弹力带，上身始终保持挺直。吸气准备，呼气，肩胛骨后缩下沉。中斜方肌发力，肩胛骨继续后缩，将弹力带拉至肩胛骨，夹到最紧，保持1—2秒后吸气还原。注意：要用背部的力量，不能只靠手臂。见下图。

【练习方法】每组练习10次，练习2—3组。

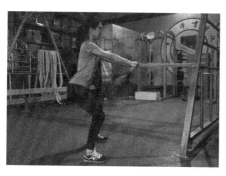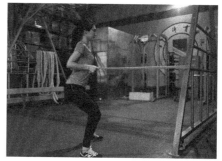

（五）学习制定产后哺乳期训练计划

1. 产后运动训练引起的生理变化

（1）水分需求增高

泌乳和运动都需要体内水分充足，这就需要保证足够的饮水。可以通过观察尿液的颜色判断摄入的水分是否充足。

（2）产后可能精神状态不稳定

泌乳可引起激素水平变化，出现类绝经期反应，如情绪不稳定、潮热、盗汗等。参加运动训练可以减轻此类症状。

（3）哺乳使乳房胀大

可选用柔软材质的内衣，以免摩擦乳头。内衣还要有良好的固定作用，使乳房在运动中稳固。

（4）核心不稳

生产后身体可能保持孕后期的一些改变，如骨盆前倾、含胸等姿势改变，以及腹肌、盆底肌等肌肉力量下降等，导致身体核心不稳，增加了疼痛、脏器脱垂等风险。

2. 产妇进行运动训练须知

（1）避免疲劳

运动、休息要交替进行。婴儿睡着，产妇也应小睡休息。

（2）偶尔与婴儿分开一会儿，防止自己压力过大

压力感有可能是引起产后抑郁的原因之一。

（3）大量补充水分，定时加餐

哺乳和运动都需要水分和热量，在喂奶和运动后都应饮水并少量进食。

（4）做好支撑保护

产后乳房胀大，腹部的弹性尚未完全恢复，可用柔软且支撑良好的内衣及腹带固定。

3. 运动计划设计

（1）通过测试和询问确定产妇的身体状况

① 了解产妇的产后感受，比如体形较孕前有何变化？是否有疼痛等不适？

② 观察产妇的姿势是否有不良力学改变，检查其是否有腹直肌分离。

（2）试行运动计划

① 观察动作完成质量，调整动作难度。

② 了解运动中及运动后的疲劳情况，调整运动强度。

三、运动处方示例

运动者资料及运动处方							
姓名	王某	年龄	31岁	身高	170 cm	体重	70 kg（孕前 65 kg）
产后	8周	产后查体	正常		婴儿发育		正常
姿态观察	骨盆前倾，收腹不良			产后感觉		照顾婴儿有些紧张	
产前运动习惯	孕期瑜伽			哺乳		母乳良好，乳房无不适	
喜欢的运动种类	舒缓运动			不喜欢的运动种类		激烈运动	
运动目的				恢复孕前体重，改善姿势			
运动项目（间断进行）	盆底肌及气息训练			形体操训练		姿势训练	

续表

运动者资料及运动处方		
运动时间	5—8分钟	15—20分钟	5—8分钟
疲劳监测	6—10	12—14	6—10

四、常见问题和注意事项

（一）常见问题

1. 最好在哺乳或吸奶后运动，在乳房饱胀时运动会引起不适

2. 少做或不做俯卧动作，以防引起乳房不适

3. 在运动后留意尿量及颜色。量少色深，可能是饮水不足的表现，应多补充水分

（二）注意事项

1. 早期禁忌症（6周内）

（1）大出血：每半小时需换一条卫生巾，血液鲜红。

（2）疼痛：运动中任何部位发生疼痛，都应向医生咨询。

（3）感染：如乳房、子宫、手术切口处感染。

（4）尿失禁和盆腔不适。

2. 后期注意（6周后）

（1）婴儿发育情况是否正常。

（2）在母乳仍为婴儿的主要食物的阶段，应监测婴儿身高、体重、头围是否正常，运动是否影响乳量。

附　录

功能性动作筛查

　　进行筛查前，受试者不进行任何热身活动。向全体受试者介绍七个基本筛查动作。按照功能性动作筛查的要求，由同一位测试工作人员依次对受试者进行测试。如受试者在完成动作的过程中出现疼痛，此动作得分为零。对测试过程中出现零分的情况进行详细记录，并在测试结束后单独进行病史、病因询问。

　　测试目的：

　　确定受试者的代偿动作和薄弱环节，预测受试者受伤的风险，为其他测试指标和结果提供参考。

　　测试方法：

　　动作1：深蹲

　　目的：

　　测试两侧下肢三关节的活动度和对称性，以及两侧肩关节和脊柱的对称性。

　　受试者双脚分开，与肩同宽，双手握杆，上臂与杆垂直（A）。双臂上举过头顶，逐渐下蹲至深蹲位，两脚后跟始终着地，同时保持抬头、挺胸，杆在头顶以上（B）。下蹲三次，如果还是不能完成这个动作，在受试者的双足跟下垫FMS套件中的板子，再使其完成以上动作（C）。

评分标准：

3分：躯干与小腿平行或躯干趋于垂直，大腿低于水平面，膝关节沿足尖方向运动且不超过足尖，直棒始终处于两足正上方；2分：受试者两足跟下垫测试板后可以达到3分标准；1分：垫高两足跟后仍不能达到2分要求。见下图。

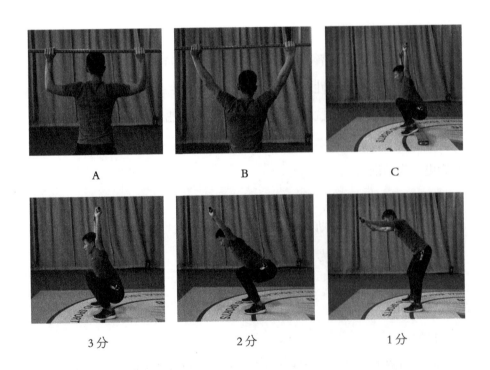

A　　　　　　　B　　　　　　　C

3分　　　　　　2分　　　　　　1分

动作2：过栏架

目的：测试两侧下肢三关节的活动度和稳定性。

测量受试者胫骨粗隆高度（A），并调整栏架，与其同高。受试者双脚并拢站于栏架正后方，双手握杆于颈后肩上保持水平（B）。受试者缓慢抬起一条腿跨过栏杆，足跟触地，支撑腿保持直立，重心放在支撑腿上，并保持稳定（C）。缓慢恢复到起始姿势，进行三次后换另一条腿，重复以上动作，记录最低得分。

评分标准：

3分：髋、膝、踝关节始终处于矢状面，腰椎几乎没有晃动，直棒始终与标志线平行；2分：完成动作，但未能达到3分要求；1分：跨侧足触到标志线，或者在完成动作的过程中失去平衡。见下图。

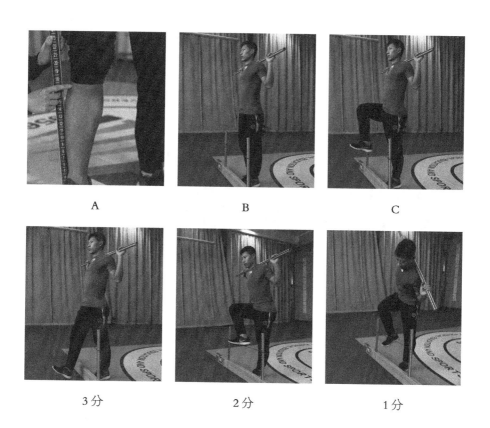

A　　　　　　　B　　　　　　　C

3分　　　　　　2分　　　　　　1分

动作3：弓步直线蹲

目的：

测试两侧踝关节和膝关节的活动度和稳定性。

首先测量受试者胫骨的长度（A）。受试者踩在一块测试板上，右腿在起始线，左腿向前迈出一步，以足跟着落处为标记，间距为其胫骨长度（B）。右手在上，左手在下，于身后握住直棒，使直棒始终与头、脊柱贴紧，双足始终在向前的直线上。三次下蹲至后膝在前足跟后触板。双侧上下肢交换（C），再次完成测试，取两次测试的低分记录。

评分标准：

3分：直棒保持三处接触，躯干在完成动作的过程中保持稳定，直棒与两足始终处于矢状面，后膝能够触及前足跟；2分：完成动作，但未能达到3分要求；1分：在完成动作的过程中失去平衡。见下图。

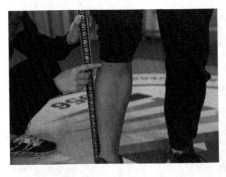

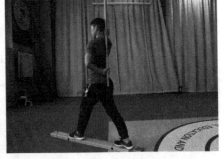

A   B

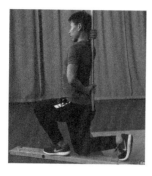 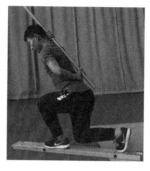 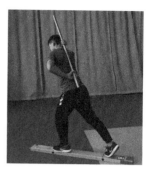

　　C，3分　　　　　　　　　2分　　　　　　　　　1分

动作4：肩关节活动度测试

目的：

肩关节活动度测试的目的是测试肩关节在内部和外部旋转情况下的关节活动度，综合测试、评价肩关节的内旋、后伸及内收能力。

测量受试者手掌长度（A）。受试者保持站立姿势，两臂朝水平方向伸直，两手握拳（B）。右手在上，左手在下，两手同时收到背后，记录两拳间的距离（C）。换手后重复以上测试，取低分为测试得分。此项测试最后有一个排除性测试（D）：单手扶对侧肩，肘尽量向上抬，并碰下巴，头保持不动，判断是否产生疼痛感。

评分标准：

3分：两拳间距离小于1掌长；2分：两拳间距离小于1.5掌长；1分：两拳间距离大于1.5掌长。见下图。

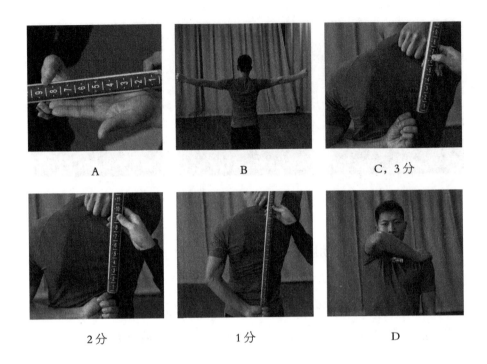

A   B   C，3分

2分   1分   D

动作5：仰卧抬腿

目的：

评价腘绳肌和比目鱼肌的柔韧性，保持骨盆的稳定性和对侧腿的主动伸展能力。

受试者仰卧于垫上，膝盖下被放置测试板（A），直棒被放在髌骨和髂前上棘中点处（B）。被测腿伸直，上抬至个人极限，踝背屈，对侧腿始终与测试板接触（C）。完成两侧腿的测试，记录最低分。

评分标准：

3分：上抬腿的踝关节抬高至过直棒；2分：上抬腿的踝关节抬至直棒与髌骨之间；1分：上抬腿的踝关节未能抬至髌骨上方。见下图。

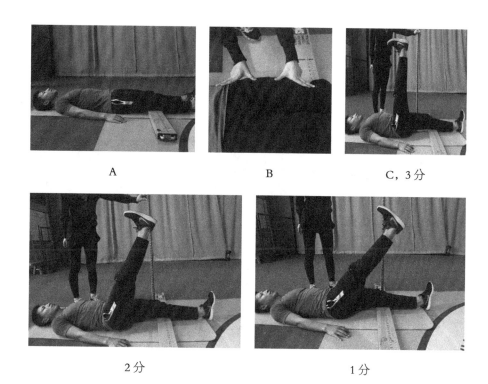

A   B   C，3分

2分   1分

动作6：躯干稳定俯卧撑

目的：

在上肢对称性活动中测试躯干水平面内的稳定性，同时直接测试肩胛骨的稳定性。

受试者俯卧，两脚尖着地，双手大拇指与发际在一条直线上（A）。双臂下臂前伸，与上臂约成90°并撑地（B），腰椎保持自然伸直姿势。向上撑起，使身体整体抬起（C）。如果不能完成此动作，可以下移下臂，使双手拇指与下颌保持在一条直线上（D），再完成一次动作。测试结束后有一个排除性测试（E）：俯卧于垫上，两手放于体侧，将上身撑起，询问受试者是否有腰部疼痛。

评分标准：

3分：两手与前额（女性为下巴）在一条线上；2分：两手与下颌（女性为锁骨）在一条直线上；1分：不能达到2分要求。见下图。

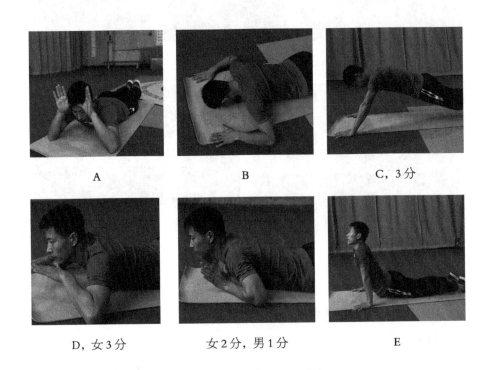

A　　　　　　　　　　B　　　　　　　　　C，3分

D，女3分　　　　　　女2分，男1分　　　　　　E

动作7：旋转稳定性

目的：

在上身和下身结合进行多方向运动时测定身体的稳定性。

受试者双膝、两手同时着地，并与测试板接触，肩部和髋部与躯干成90°，保持屈踝（A）。受试者同时抬起同侧的手和膝并伸展，使该侧的上肢、下肢与躯干在一条直线上，并与测试板平行（B）。然后同时收手和膝，使肘关节与膝关节接触（C）。重复该动作三次后换另外一侧。如果不能做到同侧，可以使对侧肘关节与膝关节接触（E）。测试结束后有一个排除性测试（F）：跪坐俯卧于垫上，双手尽量向前伸，询问受试者是否有疼痛。

评分标准：

3分：同侧上下肢运动，脊柱保持水平（B）；2分：对侧上下肢运动，脊柱保持水平（D）；1分：对侧上下肢运动，脊柱未能保持水平。见下图。

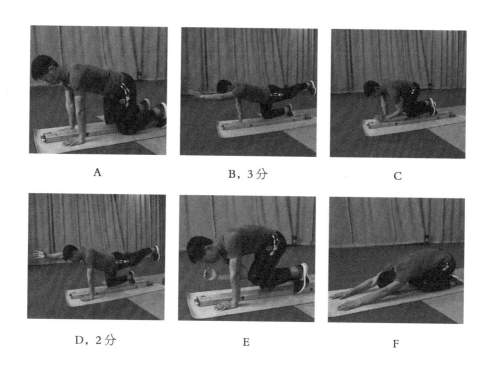

A　　　　　　　　B，3分　　　　　　　　C

D，2分　　　　　　　　E　　　　　　　　F